I0090447

Renuncia Ya Mismo a los Alimentos Ultraprocesados

Pasos prácticos para transformar tu estilo de vida y sentirte mejor en poco tiempo

Dra Sui H. Wong MD FRCP

© Copyright 2024 - Todos los derechos reservados.

El contenido de este libro no puede ser reproducido, duplicado o transmitido sin el permiso directo por escrito del autor o del editor.

Bajo ninguna circunstancia se podrá culpar o responsabilizar legalmente a la editorial, o al autor, por cualquier daño, reparación o pérdida monetaria debida a la información contenida en este libro, ya sea directa o indirectamente.

Aviso legal:

Este libro está protegido por derechos de autor. Es sólo para uso personal. No puede modificar, distribuir, vender, utilizar, citar o parafrasear ninguna parte, o el contenido dentro de este libro, sin el consentimiento del autor o del editor.

Aviso de exención de responsabilidad:

Tenga en cuenta que la información contenida en este documento sólo tiene fines educativos y de entretenimiento. Se ha hecho todo lo posible por presentar una información precisa, actualizada, fiable y completa. No se declaran ni se implican garantías de ningún tipo. Los lectores reconocen que el autor no se dedica a prestar asesoramiento jurídico, financiero, médico o profesional. El contenido de este libro procede de diversas fuentes. Por favor, consulte a un profesional licenciado antes de intentar cualquier técnica descrita en este libro.

Al leer este documento, el lector acepta que bajo ninguna circunstancia el autor es responsable de cualquier pérdida, directa o indirecta, en la que se incurra como resultado del uso de la información contenida en este documento, incluyendo, pero no limitado a, errores, omisiones o inexactitudes.

EBH Press : EBHpress.com

Derechos de autor © Dra Sui H. Wong 2024

ISBN 978-1-917353-20-5 (rústica), 978-1-917353-21-2 (libro electrónico)

Contenido

Introducción

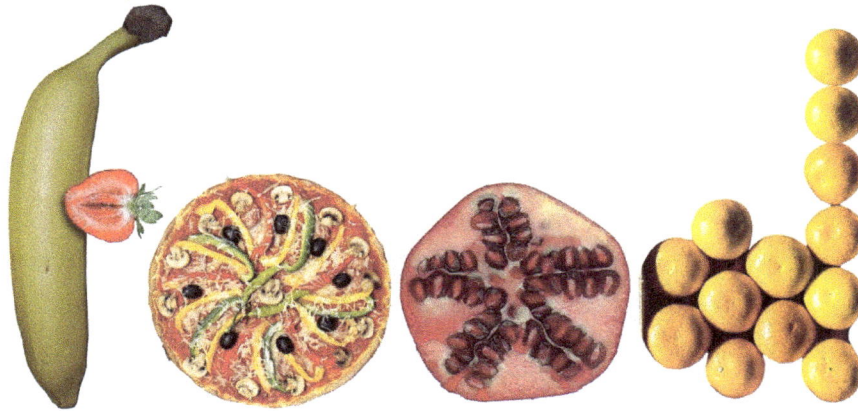

¿Qué fue lo último que comiste? ¿Y cuál fue tu última bebida? Lo más probable es que este tipo de comida haya sufrido algún tipo de procesamiento.

Hay muchas definiciones para la palabra "procesar". De hecho, Merriam-Webster enumera al menos 10. Sin embargo, la que se va a tratar a lo largo de este cuaderno es la primera forma adjetiva:

- **Proceso:** "tratado o fabricado mediante un proceso especial, especialmente cuando implica síntesis o modificación artificial ("Proceso", s.f.)".

Lo que muchos de nosotros no sabemos es *cuánto* se procesan determinados alimentos y bebidas antes de llegar a nuestra nevera y despensa.

Una dieta rica en alimentos ultraprocesados (UPF) puede provocarte síntomas temporales como pereza o problemas de concentración. Pero más allá de eso, pueden afectar a la salud a largo plazo. Desde problemas cardiovasculares hasta riesgo de cáncer, ahora sabemos que estos compuestos UPF pueden tener un profundo impacto negativo en la salud.

Estos alimentos de riesgo son baratos, accesibles y sabrosos. Eliminarlos de tu dieta puede ser un reto, sobre todo cuando te has acostumbrado a ellos. Aunque probablemente comprendas lo perjudiciales que pueden ser los UPF para tu salud, el reto consiste en averiguar cómo realizar un cambio total de estilo de vida.

Más de la mitad de la dieta media estadounidense se compone de alimentos ultraprocesados (Chang et al., 2022). El consumo de UPF se ha convertido en algo habitual y cotidiano para muchas personas.

Reducir los UPF es desalentador para los principiantes, pero este libro de ejercicios te ayudará a transformar tu mentalidad para que puedas hacer cambios positivos en tan sólo seis semanas.

Semana 1	Empieza por tomar una decisión. Para realizar un cambio en tu estilo de vida, primero tienes que reconocer lo que quieres y, después, ser consciente de por qué es importante.
Semana 2	Ahora es el momento de echar un vistazo más profundo a tus hábitos diarios y averiguar cuáles pueden ser los principales desencadenantes. Puede que sólo se trate de antojos, pero a menudo es la naturaleza habitual de la vida cotidiana lo que puede conducir a pautas poco saludables.
Semana 3	A continuación, es hora de pasar a la acción. Esta sección cubrirá los pasos que darás para reducir los antojos reales, y cómo enfrentarte a ellos utilizando diferentes técnicas, así como empezar a romper aún más las percepciones de la alimentación sana explorando las etiquetas y las tácticas de marketing.
Semana 4	Esta semana se centra en iniciar el proceso de intercambio. En lugar de pasar de una dieta llena de alimentos ultraprocesados a comidas caseras totalmente ecológicas, lo que hay que hacer es introducir pequeños cambios aquí y allá. Esto significa hacer un pequeño cambio cada vez para que tu mente y tu cuerpo apenas noten la diferencia.
Semana 5	Llegados a este punto, ha pasado aproximadamente un mes de inmersión en un nuevo mundo de nutrición. Ahora es el momento de hacer un cambio aún mayor e iniciar el proceso de planificar las comidas y prepararse para un cambio a largo plazo.
Semana 6	Una vez establecidos los hábitos, la última semana consiste en crear planes de acción para afrontar los retos y superar los obstáculos que seguirán presentándose.

Afortunadamente, implantar estos hábitos en tu vida no tiene por qué ser una lucha. Este libro te llevará en un viaje que te mostrará cómo dejar los alimentos ultraprocesados utilizando un enfoque gradual, asegurando que estos cambios drásticos sean mucho más fáciles de aplicar en la vida diaria para conseguir un éxito más sólido y duradero.

Cómo capacitarte para tomar decisiones centradas en

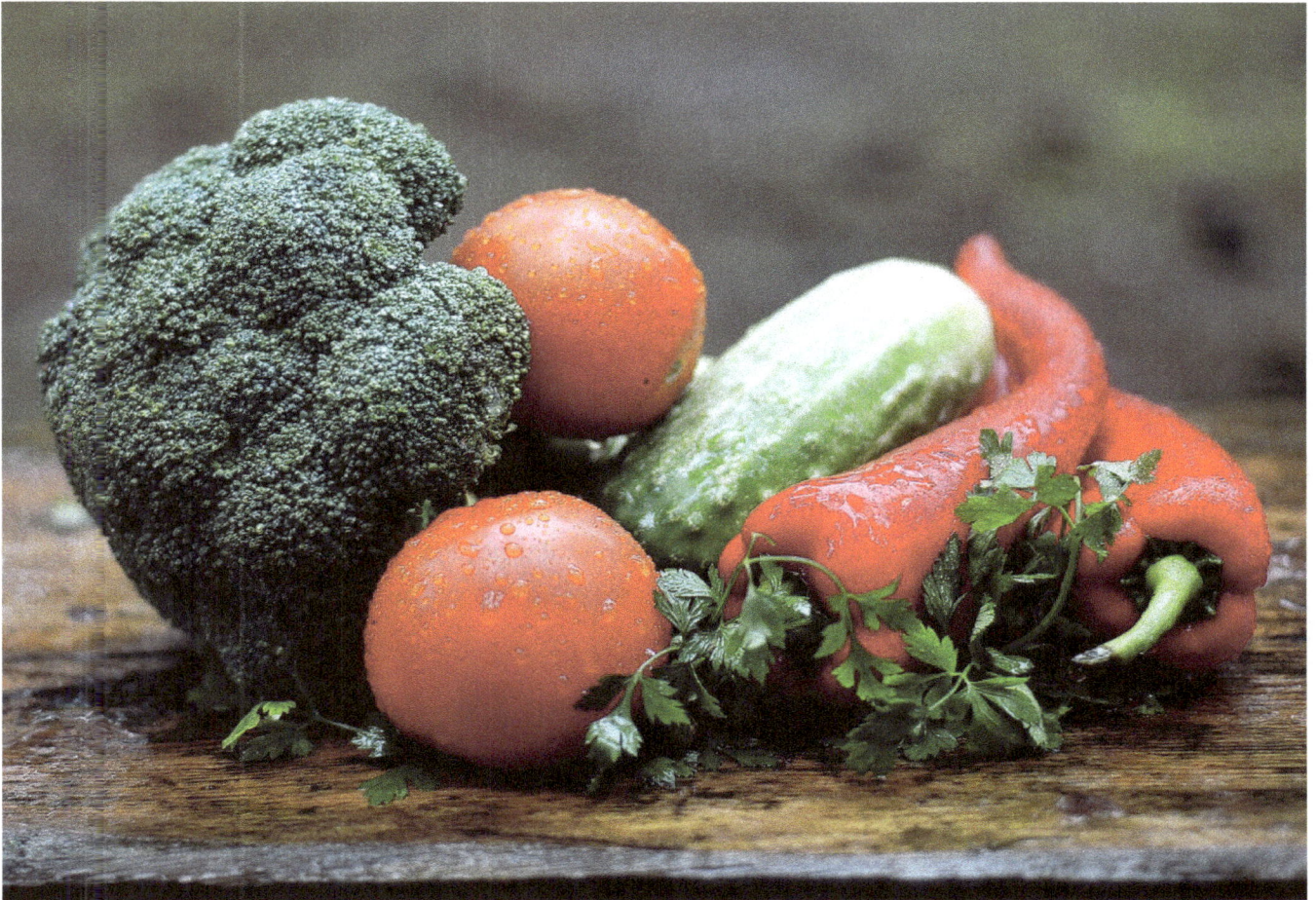

la comida

Crear una rutina de estilo de vida centrada en la alimentación requiere desarrollar tu conciencia de los peligros de los UPF y aprender por qué es importante crear nuevos hábitos. Debido a la excesiva normalización, prevalencia y accesibilidad de los UPF, muchos ni siquiera son conscientes del daño potencial de una dieta centrada en los UPF, e incluso los que están informados pueden no reconocer lo que encierran los UPF.

Cada día, el estadounidense medio puede consumir 22 cucharaditas de azúcar añadido (Gager, s.f.). Lo más probable es que no las añadas tú mismo. Existe una diferencia entre el azúcar añadido y el que se encuentra de forma natural en alimentos como la fruta y la verdura. Además, el azúcar es un aditivo que mejora el sabor y ayuda a la conservación. Cuando piensas en alimentos con azúcar añadido, tu cerebro puede pensar en dulces como el helado o los cereales, pero en realidad, el exceso de azúcar puede encontrarse en alimentos básicos como el aliño de ensalada embotellado o la salsa de pasta en tarro. Además, ¡la forma de azúcar añadido o el tipo de procesamiento pueden hacer que tengas más ganas de comerlo! Incluso algunas investigaciones teorizan que la adicción al jarabe de maíz rico en fructosa puede tener efectos similares en el cerebro que el abuso de drogas (Parker, 2010).

La comida es una fuente de vida, y con ella viene mucha presión sobre nuestras mentes para que tomen decisiones importantes. Los UPF llenan los espacios en blanco, ya que presentan opciones rápidas, fáciles y decisivas.

¿Qué son los UPF?

¿Qué es *realmente* un UPF? Los alimentos ultraprocesados son fórmulas industriales elaboradas en su totalidad o en su mayor parte con sustancias extraídas de los alimentos, como aceites, grasas, azúcar, almidón y proteínas, así como aditivos y "sustancias autorizadas para su uso en productos alimenticios ("Procesados", 2023)".

Muchos tipos de procesado son necesarios para la conservación, el almacenamiento y el transporte. Por ejemplo, el lavado se considera procesamiento, pero puede ayudar a garantizar que las frutas y verduras estén libres de plagas y suciedad excesiva. Sin embargo, los UPF pueden contener sustancias potencialmente nocivas que son técnicamente comestibles, pero no necesariamente propicias para un estilo de vida saludable, como por ejemplo

- colorantes artificiales

- estabilizadores,

- potenciadores del sabor,

- emulgentes,

- y antiespumantes.

Una forma de clasificar los alimentos es el sistema NOVA, que crea cuatro áreas de alimentos:

- **Los alimentos mínimamente procesados/sin procesar** son los que están enteros o tienen pocos o ningún ingrediente adicional ("Procesados", s.f.). Incluyen cosas como frutas y verduras enteras, pero también pueden encapsular pasta y leche, ya que están mínimamente procesados.

- **Los ingredientes culinarios procesados** incluyen sustancias de otros alimentos que suelen utilizarse para dar sabor y cocinar otros alimentos, como la sal y el vinagre.

- **Los alimentos procesados** incluyen los que tienen aceites, sal, vinagre y azúcar añadidos como medio de conservarlos y almacenarlos. Algunos ejemplos son las frutas o el pescado enlatados.

- **Los alimentos ultraprocesados** incluyen aditivos, colorantes y otros ingredientes destinados a cambiar su sabor, textura y aspecto. Los UPF incluyen galletas envasadas, patatas fritas y comidas precocinadas, entre otros ("Procesados", s.f.).

Antes de sumergirnos en más aspectos necesarios sobre los UPF, es importante recordar que no debemos demonizar estos alimentos. No todo lo procesado es malo, y si pensamos que todo es "negativo" o "poco saludable", eso puede provocar sentimientos de culpa y vergüenza cuando los consumimos. Recuerda que no debes aspirar a la perfección, sino progresar en la dirección que deseas. No se trata sólo de un cambio de dieta, sino de un cambio de estilo de vida, que requerirá una progresión gradual. Al evolucionar con el tiempo, te resultará más fácil mantener este estilo de vida como parte de tu identidad.

En su lugar, haz hincapié en realizar pequeños cambios de hábitos. Cambiar una cosa cada vez y mejorar tu ingesta nutricional sólo un 1% al día es un buen comienzo.

Progreso, no perfección

Construyendo las bases del cambio

Aprender a desarrollar esta tríada puede dividirse en seis semanas. Las dos primeras semanas consisten en crear la mentalidad adecuada. Las semanas tres y cuatro toman lo aprendido y lo ponen en práctica, y las semanas cinco y seis consisten en elaborar planes para mantener y gestionar todo aquello por lo que se ha trabajado.

Al término de las seis semanas, serás lo bastante fuerte, mental y emocionalmente, para combatir los antojos y mantener un estilo de vida más sano. Seguirá habiendo desencadenantes, retrocesos y momentos de debilidad, pero son de esperar y pueden controlarse con dedicación.

A medida que avances a lo largo de las seis semanas, recuerda mantenerte centrado en la razón principal de este cambio: evitar el impacto sanitario de los UPF para que puedas mejorar tu salud y bienestar.

El impacto de los UPF en la salud

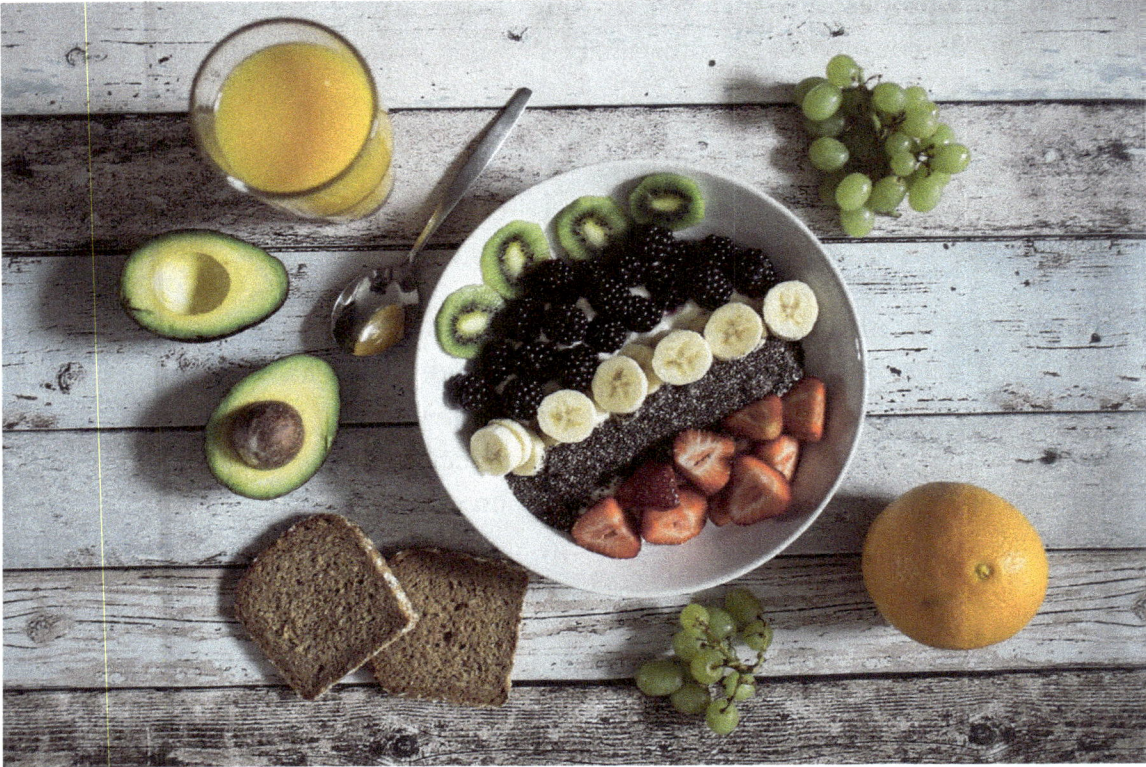

Para empezar, hagamos una evaluación rápida. Responde a estas preguntas en un cuaderno rayado aparte:

- ¿Qué te ha traído aquí?

- ¿Qué sabes o qué has oído sobre los UPF?

- ¿Cuáles son tus objetivos alimentarios?

- ¿Por qué es importante para ti comer alimentos más sanos?

- ¿Qué ha sido lo más difícil de hacer un cambio?

El reto del cambio

Cambiar los hábitos puede ser difícil en un mundo que gravita hacia alimentos más procesados. Las investigaciones realizadas a lo largo de 17 años han demostrado que el consumo de UPF ha aumentado, mientras que el consumo de alimentos integrales ha disminuido (Chang et al., 2022).

Para superar los obstáculos que te dificultan renunciar a los UPF, es importante que primero seas consciente de cuáles son tus mayores retos. Por ejemplo, si tu pareja siempre trae comida rápida a casa, o tus hijos tienen rabietas si no les dan determinados alimentos, entonces la influencia de otras personas puede ser tu mayor reto.

A continuación se muestra un cuadro con algunos de los retos más comunes para dejar los UPF. Si trabajas entre una tienda de comestibles y un patio de comidas con opciones poco saludables, éste podría ser tu mayor obstáculo.

Rellena la siguiente tabla, etiquetando cada uno de ellos del 1 al 10, representando el 1 el mayor reto y el 10 el aspecto menos desafiante para ti:

Conveniencia		Falta de motivación	
Restricciones temporales		Falta de habilidades culinarias	
Presupuesto		Accesibilidad a determinados alimentos	
Conocimiento de los ingredientes		Influencia de otras personas	
Antojos		Otro (escríbelo): _____	

Ten en cuenta estas razones, así como las respuestas a tu evaluación inicial, mientras navegas por el resto de los capítulos. En la mayoría se discutirán formas de superar estos retos, de modo que puedas sentirte preparado para lo que te espera. Luego, cuando hayas terminado el libro, puedes volver a las actividades para ver qué ha cambiado.

Impactos específicos

Este cuadro presenta algunos de los efectos habituales sobre la salud de una dieta rica en UPF, con algunas formas en que los UPF pueden influir en cómo te sientes. Cuando crees tus objetivos centrados en la salud, ten en cuenta estos efectos secundarios para fomentar un cambio positivo.

Obesidad	<ul><li>Los UPF pueden contribuir a comer en exceso, aumentando el riesgo de obesidad (Gramza-Michalowska, 2020).</li><li>La obesidad aumenta el riesgo de diabetes de tipo 2, enfermedades cardiovasculares y cáncer (Davis, 2023).</li></ul>

Salud metabólica	• Los estudios han demostrado que los UPF contribuyen a aumentar el riesgo de síndrome metabólico (Barreto et al., 2023). • El síndrome metabólico puede aumentar el riesgo de ictus y también está asociado a niveles elevados de tensión arterial y azúcar en sangre ("¿Qué es el síndrome metabólico?", 2022).
Regulación del azúcar	• Los UPF suelen tener un alto contenido de azúcar, y un estudio demostró que contribuían al 90% de la ingesta de azúcares añadidos de los participantes (Asbaghi et al., 2021). • Aparte de los riesgos dietéticos comunes para la salud, las dietas ricas en azúcar pueden provocar una mala regulación energética y deterioro cognitivo (Kubala, 2022).
Salud intestinal e inflamación	• Las investigaciones demuestran que los UPF influyen negativamente en el crecimiento de la microbiota intestinal, lo que provoca inflamación (Shi, 2019). • La inflamación puede conducir a un mayor riesgo de "enfermedades no transmisibles, como el cáncer, la diabetes y las enfermedades cardiovasculares" (Asensi, 2023).
Estado de ánimo, concentración y salud mental	• Los UPF se asocian a un mayor riesgo de depresión (Shi, 2019). • Las dietas ricas en UPF están relacionadas con la ansiedad y los síntomas depresivos, entre otros trastornos mentales (Ashtree, 2022). • Algunos UPF están incluso relacionados con un mayor riesgo de trastorno por déficit de atención con hiperactividad (TDAH), o con patrones de comportamiento asociados al TDAH (Dou, 2023).

Aparte de tu salud, también es importante reconocer el impacto medioambiental de los UPF.

¿Sabías que...?

Los UPF no sólo dañan tu mente y tu cuerpo, sino también el medio ambiente en el que *todos* vivimos. Los estudios han demostrado que los UPF (Acantilado, 2022):

- provocan la pérdida de biodiversidad

- son responsables del 30% de las emisiones de gases de efecto invernadero,

- incluyen ingredientes responsables de la destrucción de hábitats salvajes (como el aceite de palma),

- y contribuyen a la contaminación excesiva por plásticos, agravando el cambio climático.

Desmitificando los UPF

Lo más probable es que ya tengas una idea bastante clara de lo perjudiciales que han sido los UPF para tu salud. Tal vez estés luchando contra un determinado problema de salud, o quizá tu médico te haya recomendado una dieta alternativa para ayudarte con tu estado de ánimo y tu concentración. En cualquier caso, es fácil ver *por qué* deberías cambiar, pero el reto es *cómo* hacerlo.

Para empezar, el primer reto con el que puedes tener dificultades es tener los conocimientos básicos adecuados sobre lo que es un UPF.

Lo siguiente es una actividad que te ayude a identificar qué alimentos *crees* que son ultraprocesados. A continuación tienes una lista de alimentos no procesados/mínimamente procesados, procesados y ultraprocesados, y tu reto consiste en etiquetarlos como tales. Coloca cada alimento en la columna a la que creas que pertenece.

Después, hay una clave de respuestas para que puedas comparar tus conocimientos con las respuestas correctas.

Tipos de alimentos:

- plátano entero

- salchichón

- pan integral

- pan de hamburguesa envasado

- tofu

- setas secas

- tocino

- semillas de calabaza

- pimientos picantes en vinagre

- caramelos de goma

- mezcla para brownies en caja

- galletas de chocolate

- filete mignon

- frutos secos tostados

- nata líquida para café

- leche con chocolate

- jarabe de arce

- yogures individuales aromatizados

- vino

- pasta congelada con salsa y ave

- polenta

- mantequilla de cacahuete

- garbanzos en lata

- mazorca de maíz

- bebida deportiva

- lomo de cerdo

- arroz instantáneo aromatizado envasado

- barrita de desayuno de mantequilla de cacahuete

- refresco de cola

- melocotones enlatados en almíbar

- granos de café enteros

- Salmón ahumado

- nuggets de pollo congelados

- Pasta de tomate

- bebida energética con sabor a café

Mínimamente procesado o sin procesar	Procesado	Ultraprocesado

Respuestas:

Mínimamente procesado o sin procesar	Procesado	Ultraprocesado
• plátano entero • pan integral • tofu • setas secas • semillas de calabaza • filete mignon • frutos secos tostados • jarabe de arce • polenta • mazorca de maíz • lomo de cerdo • granos de café enteros	• tocino • vino • garbanzos en conserva • melocotones en almíbar enlatados • Salmón ahumado • Pasta de tomate • mantequilla de cacahuete • pimientos picantes en vinagre	• pepperoni • panecillos de hamburguesa envasados • caramelos de goma • mezcla para brownies en caja • galletas de chocolate • crema líquida para café • leche con chocolate • yogures individuales de sabores • comida congelada de pasta con salsa y ave • bebida deportiva • arroz aromatizado instantáneo envasado • barrita de desayuno de mantequilla de cacahuete • refrescos de cola • nuggets de pollo congelados • bebida energética con sabor a café

Esto es según las normas NOVA ("El sistema NOVA de clasificación de alimentos", 2018). Pero también es importante tener en cuenta que algunos productos pueden pasar a ultraprocesados dependiendo de los ingredientes. Por ejemplo, la polenta se considera mínimamente procesada si su único ingrediente es el maíz, pero algunas variantes pueden incluir aditivos que podrían hacer que se considerara un UPF. El sirope de arce se considera mínimamente procesado, pero sólo cuando es 100% sirope de arce puro. Algunas marcas etiquetarán el sirope ultraprocesado como con sabor a arce sin que contenga realmente sirope de arce. La mantequilla de cacahuete es otro alimento que puede ser procesado o ultraprocesado según el tipo y el fabricante.

Lo importante es tener en cuenta que, en última instancia, todo se reduce a navegar por las diferentes etiquetas de los alimentos y las listas de ingredientes para comprender qué aditivos hay que evitar.

Tipos de aditivos

Recuerda que no *todos los* alimentos procesados son malos. Algunos tipos de procesado pueden ser útiles (¡y necesarios!) para la vida moderna. Además, no todos los UPF son iguales. Algunos pueden tener un impacto más negativo en determinadas áreas de tu salud. Una cosa que puede hacer que los UPF sean mucho peores para tu salud son los aditivos. Los tipos de procesado incluyen:

- Conservación
- Congelación
- Cocción
- Envasado

Suelen ser mínimamente perjudiciales para la salud en comparación con otros aditivos. Cuando los alimentos empiezan a mezclarse con otros, o se modifican de forma que se eliminan ciertos ingredientes en lugar de azúcares, colorantes y aromas añadidos, es cuando pueden resultar más perjudiciales. A continuación encontrarás un cuadro de referencia para que comprendas mejor por qué determinados aditivos son peores para tu salud que otros.

Tipo de aditivo	Dónde se encuentra habitualmente	Nombres comunes	Impacto en la salud
Emulsionante: **Agentes aglutinantes que ayudan a mantener los alimentos bien mezclados (Hullett, 2024).**	<ul><li>helado</li><li>aliño de ensalada</li><li>leche no láctea</li></ul>	<ul><li>goma xantana</li><li>carragenano</li><li>polisorbatos</li></ul>	Mayor riesgo de: <ul><li>inflamación intestinal</li><li>cáncer</li><li>síntomas de alergia alimentaria</li></ul>

Azúcares añadidos: Aunque los azúcares naturales forman parte de muchos alimentos no procesados, los azúcares añadidos suponen un riesgo peligroso para tu salud (Villines, 2019).	• refrescos • dulces envasados • comidas preparadas	• jarabe de maíz de alta fructosa • sacarosa • dextrosa • maltosa	Mayor riesgo de • obesidad • síndrome metabólico • alteración de la regulación dopaminérgica
Colorantes artificiales: Se utilizan muchos tipos de colorantes alimentarios para cambiar el aspecto de los alimentos, haciéndolos más apetecibles.	• cereales • helado • aliño embotellado (¡Incluso algunos pepinillos pueden contener colorante alimentario!)	• Azul 1 • Rojo 40 • Amarillo 5 • Amarillo 6 • Rojo cítrico 2 (Kobylewski y Jacobson, 2012)	Mayor riesgo de: • cáncer • sensibilidades alimentarias (Kobylewski y Jacobson, 2012). También se asocian a un aumento de los síntomas del TDAH (Boehmler, 2022).
Edulcorantes artificiales: Aunque es bueno evitar el azúcar añadido, las alternativas que contienen edulcorantes artificiales tienen sus propios efectos negativos para la salud ("Sustitutos", 2023).	• refrescos de dieta • aperitivos envasados "sin azúcar añadido • "postres "sin azúcar	• aspartamo • sacarina • sucralosa	Mayor riesgo de: • derrame cerebral • infarto de miocardio • diabetes tipo 2 Algunas investigaciones también sugieren que pueden aumentar los antojos de azúcar (Strawbridge, 2020).

Nitratos añadidos: Al igual que el azúcar, los nitratos se encuentran en alimentos como las verduras. Sin embargo, los nitratos añadidos pueden ser peligrosos para tu salud ("Alimentos", 2022).	• charcutería • perritos calientes • muchos embutidos	Los tipos de nitratos que hay que evitar son compuestos como el nitrato sódico o el nitrito sódico. Si una carne tiene esto en la etiqueta, es mejor buscar una alternativa.	Comer alimentos ricos en nitratos añadidos está relacionado con el cáncer de colon, estómago y recto.

Éstos son sólo algunos ejemplos de los muchos tipos de aditivos que hay que limitar. Una vez que puedas reconocerlos, te resultará más fácil iniciar el proceso de eliminación. Por ejemplo, muchos alimentos procesados contendrán jarabe de maíz con alto contenido en fructosa o nitratos añadidos, por lo que te resultará más fácil orientarte en otra dirección cuando estés en el supermercado.

No todos los aditivos son malos, pero se puede reducir su consumo familiarizándose con los distintos tipos. Lo que importa es el volumen de consumo, ya que una menor cantidad de UPF en tu dieta es mejor para tu salud. Pueden ser difíciles de evitar, por lo que es importante no tener excesiva preocupación o miedo por las elecciones.

Comercialización de los UPF

Estos alimentos no sólo saben bien: *tienen* buen *aspecto*. Los expertos en marketing y ventas idean métodos creativos y furtivos para hacer que ciertos alimentos parezcan más apetecibles.

¿Sabías que...?

Busca trucos de marketing que se utilicen específicamente para dirigirse a niños y jóvenes, por ejemplo

- apoyo de famosos

- envases coloridos, creativos y "divertidos"

- Recargos por "conveniencia" (por ejemplo, considera la diferencia de precio entre una botella de refresco de 16 onzas y una de 2 litros. Suelen tener un precio similar, pero el tamaño es muy diferente).

- alegaciones de salubridad (es decir, sin azúcar, bajo en carbohidratos, sin azúcar, sin grasa, etc.)

Los envases de los productos, los anuncios e incluso los expositores de las tiendas están diseñados para engañar a los consumidores y hacer que compren en contra de su buen juicio.

Para ayudarte a evitar algunos de estos trucos, recuerda estos consejos:

- Retira el alimento del expositor y analízalo en tus manos antes de ponerlo en el carrito. A veces el expositor era lo bastante bonito o intrigante como para hacernos querer comprar el producto.

- Considera la cantidad de comida que hay en el envoltorio, frente a la cantidad de envoltorio que se utiliza.

- Piensa en la intención de la táctica de marketing. Puede que tu famoso favorito promocione una nueva bebida energética, pero ¿lo hace porque le interesa o porque le pagan por ello?

Los desiertos alimentarios contribuyen a la incapacidad de acceder a alimentos integrales y frescos. Se trata de zonas donde el acceso a tiendas de comestibles y alimentos frescos es difícil, como un barrio urbano. Es posible que tengas que hacer un largo viaje en transporte público para acceder a productos asequibles, lo que significa que hay una gran dependencia de las tiendas de conveniencia y de dólar para las comidas.

Ésta es sólo una de las muchas razones por las que es importante que la gente no sienta culpa ni vergüenza al consumir UPF. Están diseñados para ser intrigantes y cómodos, para que gastemos más dinero comiéndolos. Cuando tengas opciones limitadas, recuerda que, al fin y al cabo, la comida sigue siendo comida y tu cuerpo necesita una fuente de energía: ¡no hay que avergonzarse de proporcionársela!

La defensa y la mejora del apoyo a los más vulnerables de nuestra sociedad son importantes para combatir la desigualdad sanitaria. También puede ser útil considerar la posibilidad de actuar dentro de tu comunidad para impulsar el cambio cuando sea posible.

Concienciación sobre la elección de alimentos

Para concienciarte de tus elecciones, sigue estos pasos:

Paso Uno	Empieza por hacer una lista de los tipos de alimentos que comes. ¿Cuáles son los desayunos, comidas y cenas habituales en tu casa? ¿Qué alimentos básicos sueles tener a mano? Anota las marcas concretas con las que sueles abastecer tus estanterías. ¿Qué tipo de ingredientes incluyen y cómo es el proceso de fabricación?

	Comprueba los recibos antiguos o las listas de la compra, y echa un vistazo a tu despensa para observar cualquier tendencia. Identifica cualquier UPF oculta y toma nota de algunos de los retos que supone renunciar a estos alimentos.
Paso Dos	Recuerda mantener la mente abierta y no demonizar los alimentos. ¡No todo el procesado es malo! Investiga un poco sobre tus marcas favoritas; incluso podrías encontrar vídeos sobre cómo se elabora ese alimento, lo que contribuiría a aumentar la concienciación sobre los métodos de procesado. Además, investiga los intercambios locales de alimentos y otros lugares donde puedas conseguir alimentos buenos, como los mercados de agricultores o la compra de alimentos integrales a granel por Internet.
Paso Tres	Haz una lista de todas las razones por las que quieres reducir tu consumo de UPF y vuelve a ella cuando decaiga la motivación. Identifica el "por qué" de lo que te motiva a querer hacer un cambio.
	Céntrate en el interior de tu cuerpo más que en el exterior: cómo te sientes frente a cómo te ves. Si quieres reducir tu peso corporal, hazlo por razones distintas de la apariencia. Por ejemplo, grandes razones para controlar el peso corporal son ayudar a mejorar la confianza, facilitar la movilidad y reducir el riesgo de enfermedades cardiovasculares y diabetes. Además, tus niveles de energía serán el beneficio más rápido al renunciar a los UPF.

Esta semana gira en torno a la conciencia, la presencia y la identificación. Identifica cómo se siente tu cuerpo, identifica tu mentalidad y no te presiones para cambiar de inmediato. Estos alimentos se han creado específicamente para ser adictivos y tentadores, ¡así que va a llevar algún tiempo romper las mentalidades actuales y crear otras nuevas!

Cómo encontrar motivación

Recuerda hacer pequeñas elecciones. Como dijo el autor de autoayuda y experto en hábitos James Clear, cada acción que realizas es un voto por la persona que quieres ser (Clear, s.f.). Este cambio de estilo de vida es un cambio fundamental en tu identidad, lo que significa que cada vez que decides cocinar una comida sana, estás emitiendo un voto por tu futuro yo como persona sana.

Para escalar una montaña, hay que dar un paso cada vez. Para pintar una pared, empiezas con la primera pincelada. Para hacer crecer un árbol, empiezas con una sola semilla. Las grandes cosas llevan su tiempo, y no hay un interruptor de la luz para crear una nueva vida.

Si desglosas tus objetivos y las razones por las que quieres cambiar, encontrarás trozos de motivación. Si utilizas la vergüenza o la culpa y esperas un cambio rápido, eso puede crear una presión excesiva, que lleve al autosabotaje, la procrastinación y la evitación.

Empieza con un paso cada vez, ya sea la adición de un pequeño hábito o simplemente un cambio de mentalidad. ¿Qué pequeñas decisiones puedes tomar? Empieza a identificar pequeños hábitos y cambios que se te ocurran por tu cuenta.

Reto alimentario

Desafíate a cambiar un tentempié en sólo uno o dos días. Por ejemplo, si llegan las 3 de la tarde y coges una bolsa de patatas fritas, fíjate en cómo te sientes después de comer este tentempié. Entonces, sólo un día de esta semana, cámbialo por una manzana o una naranja y unos frutos secos. Anota en tu diario de comidas cómo te sientes de forma diferente.

Plantilla para el diario de alimentos

Lleva un diario de alimentos para controlar la cantidad de alimentos procesados que consumes. De este modo, podrás observar cualquier tendencia, hábito o pauta en tu dieta para identificar más fácilmente tus mayores obstáculos. Anota todo lo que comes en una semana, incluidas las bebidas y los tentempiés:

Día	Desayuno	Almuerzo	Cena	Aperitivos	Dulces	Bebidas
Lun						
Mar						
Miér						
Jue						
Vier						

Sáb						
Dom						

Identificando los Hábitos y Reconociendo los

Desencadenantes

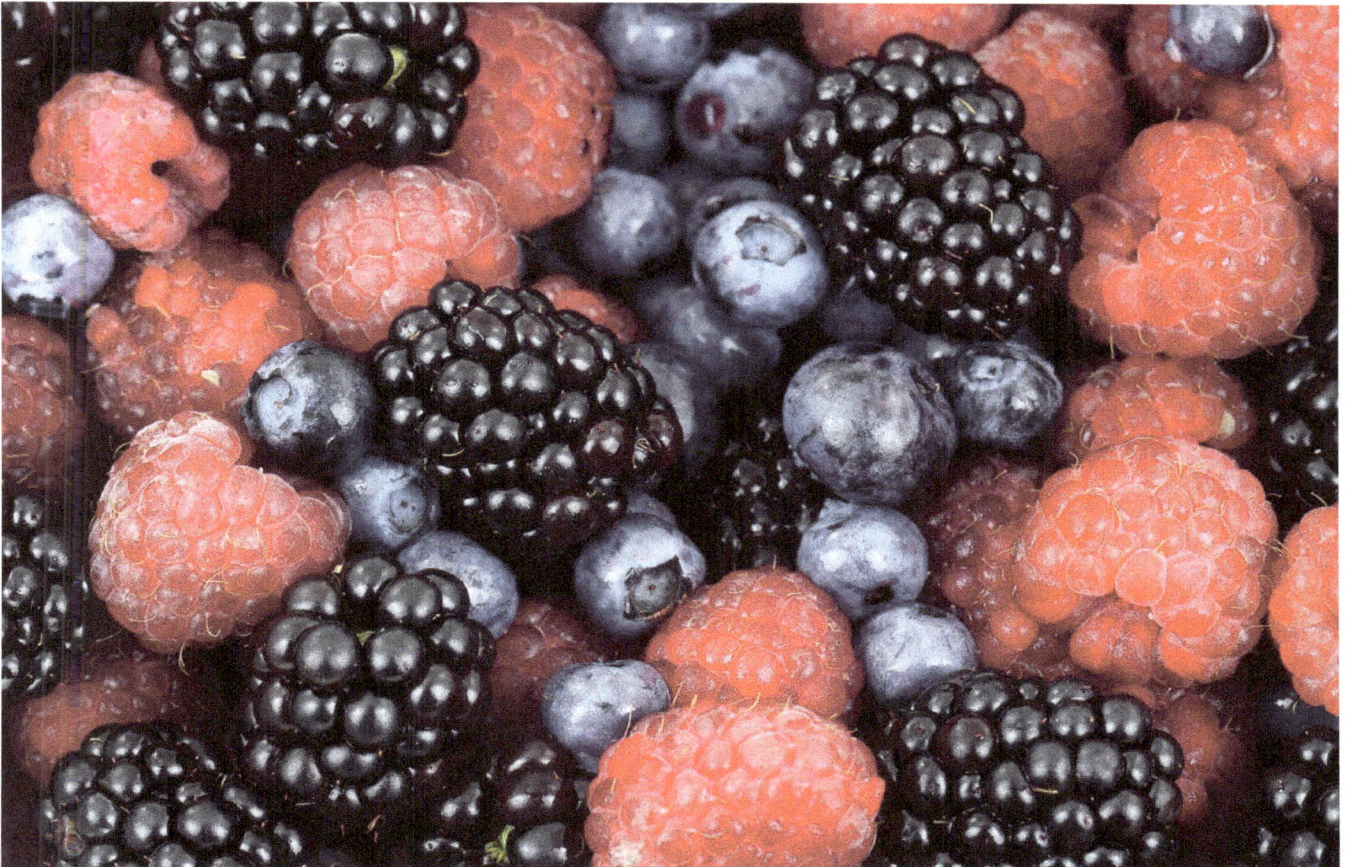

La segunda semana consiste en identificar tus hábitos en torno a los UPF y aprender qué desencadenantes están relacionados con los alimentos procesados. Puesto que los UPF se han convertido en una parte habitual de nuestra dieta, y están hechas para ser adictivas, puede ser difícil reconocer y romper los hábitos. Esta semana nos centraremos en cómo hacerlo.

Oriéntate en tu dieta

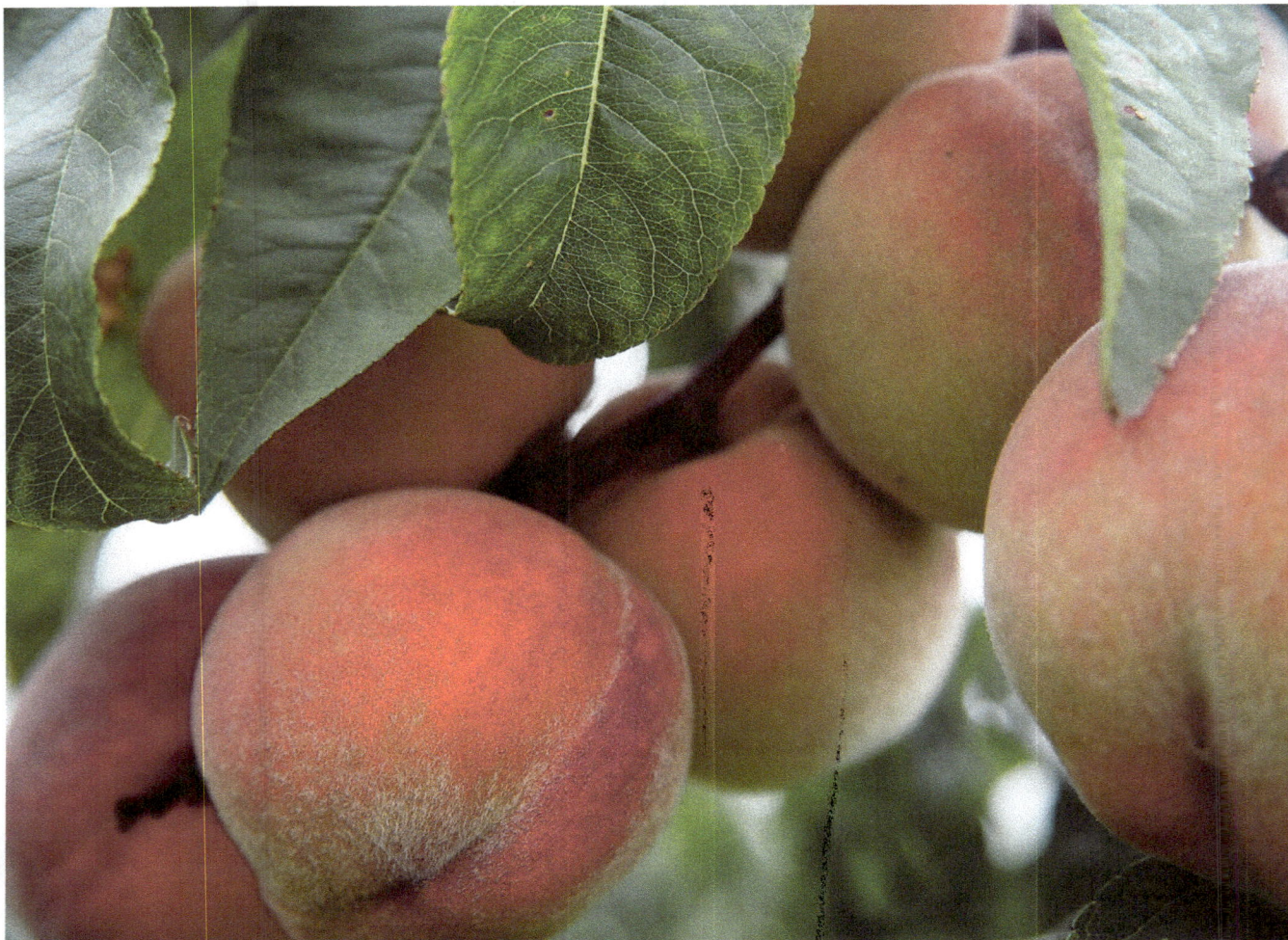

Nuestros hábitos alimentarios forman parte de nuestra rutina diaria. A menudo caemos en los mismos patrones, y éstos pueden ser difíciles de romper. Al igual que nos atamos los zapatos y nos lavamos los dientes, tendemos a seguir los mismos hábitos alimentarios sin pensar demasiado. Es fácil comer lo mismo que la semana anterior, pasar por un autoservicio o recurrir a tu aplicación de reparto favorita para que te lleven comida rápida a casa.

Sin embargo, recuerda que la comodidad tiene un coste, tanto económico como para la salud.

A continuación te proponemos algunas actividades que te ayudarán a comprender mejor dónde y cómo se han desarrollado tus hábitos alimentarios actuales.

Preguntas para reflexionar

La comida es una preferencia diferente para cada persona, como la música que escuchamos o la ropa que llevamos. Ciertos factores influyen en lo que comemos, como el presupuesto o la accesibilidad, pero aun así tenemos preferencias.

Para algunas personas, comer alimentos ecológicos e integrales es fácil, ya que es lo que les han enseñado toda la vida. Para otras, puede ser uno de los mayores retos a los que se enfrentan. Reflexionando sobre tus elecciones dietéticas y tus hábitos alimentarios, puedes empezar a encontrar la motivación para tomar mejores decisiones y desglosar algunas de las cosas que debes cambiar en tu estilo de vida. Responde a las preguntas siguientes en un cuaderno rayado aparte, o coméntalas con otras personas si quieres hacer cambios en el estilo de vida de toda la familia:

- ¿Puedes recordar la primera vez que sentiste culpa o vergüenza por tus elecciones alimentarias? ¿Cuándo ocurrió y cómo? ¿Fue algo que dijo otra persona, o tal vez algo que viste en la televisión o en un libro/revista?

- Si pudieras cambiar instantáneamente una cosa de tu dieta, ¿qué sería y por qué?

- Si pudieras coger un UPF y convertirlo instantáneamente en saludable y nutritivo, ¿qué alimento elegirías y por qué?

- ¿Cuál es tu principal fuente de alimentos? ¿Es una tienda de comestibles? ¿Aplicación de reparto de comida? ¿Restaurante local?

- ¿Eres plenamente responsable de las decisiones sobre lo que vas a comer?

- ¿Eres responsable de decidir lo que comen los demás (es decir, hijos o cónyuge)?

- En una escala del 1 al 10, ¿cómo calificarías tus hábitos alimentarios? ¿Qué te hizo decidirte por esta calificación?

- ¿Cuáles son tus alimentos favoritos y los que menos te gustan? ¿Qué crees que dicen sobre tus preferencias?

- ¿Cómo ha influido tu estilo de vida en lo que comes? ¿Tienes vínculos culturales con los alimentos, experiencias emocionales u otras cosas que contribuyan a tu forma de comer?

- ¿Cuándo fue la última vez que te diste un capricho sin sentirte culpable o avergonzado por la comida?

- ¿Cuál es la mayor motivación o inspiración para tus hábitos alimentarios?

- ¿Dónde comes la mayoría de las veces? ¿En el sofá, delante del televisor o en la mesa del comedor?

- ¿Con qué frecuencia desperdicias comida? ¿Cuál es la razón principal?

- Utilizando porcentajes, ¿cómo componen tu dieta los alimentos no procesados, procesados y ultraprocesados?

- ¿Te interesa cocinar o prefieres la comida preparada? Si te gusta cocinar, ¿tienes regularmente tiempo para hacerlo, o cocinar es algo que no siempre tienes oportunidad de hacer?

- ¿Cómo te hacen sentir tus alimentos favoritos? ¿Qué alimentos evitas y qué te lleva a evitarlos?

- ¿Qué te impulsa a comer UPF?

- ¿Qué emociones experimentas antes de comer, y la comida alivia estos sentimientos?

- ¿Qué desencadenantes que inducen antojos de UPFs son más difíciles de superar?

- ¿Qué haces ahora para evitar o remediar los desencadenantes? ¿Cuáles son tus mecanismos habituales de afrontamiento de la alimentación?

¡Recuerda que no hay respuestas correctas o incorrectas a ninguna de estas preguntas! Reflexionar de este modo te ayudará a comprender mejor el funcionamiento interno de tus elecciones alimentarias.

Test sobre Mis Preferencias

A continuación encontrarás un cuestionario para ayudarte a reconocer algunos de tus hábitos relacionados con la comida. Ten en cuenta que no son cosas por las que debas sentirte mal, sino para identificarlas como puntos un poco más complicados que otros, lo que te ayudará a priorizar un cambio positivo:

Cuando sales a cenar a un restaurante, ¿qué es lo que más sueles pedir?

A. Algo de la sección baja en calorías

B. Lo que esté en oferta

C. Un clásico o un alimento básico similar cada vez

Tienes antojo de helado. ¿Qué sabor te parece mejor?

A. Cualquiera sin azúcar

B. Algo único, como cucurucho de arándanos o torta helada

C. Vainilla

Trabajas hasta tarde y te has olvidado de cenar. ¿Qué vas a tomar como comida rápida?

A. Una mezcla de ensalada envasada del supermercado

B. Comida para llevar de mi local favorito

C. La comida congelada que ya tengo guardada en el congelador

¿Cuál es tu comida favorita?

A. Una barrita de proteínas o granola

B. No estoy segura, me gusta comer algo diferente la mayoría de las veces

C. Carne de charcutería en pan con un mínimo de ingredientes

¿Cuál es tu mayor preocupación con los UPF?

A. Todos los aditivos

B. Son tan accesibles y difíciles de evitar

C. Cómo pueden afectar a mi salud

Ahora tómate un momento para repasar tus resultados. Puede que hayas caído en una o varias de estas tres categorías:

- **Mayoritariamente A:** El que Hace Dieta: Si A fue tu respuesta más común, lo más probable es que seas consciente de lo que comes y tengas cierta preocupación por tu salud. Sin embargo, puede que te cueste elegir lo mejor cuando haces la compra, y que a menudo optes por tentempiés etiquetados como bajos en calorías y otros alimentos "dietéticos" con aditivos engañosos. De ahora en adelante, recuerda centrarte en los nutrientes, ¡no todas las calorías son iguales!

- **Mayoritariamente B:** El amante de la comida: Si has respondido a menudo con B, entonces la comida no consiste sólo en comer, sino que es más bien una experiencia. Te encanta probar cosas nuevas, lo que significa que puedes ser víctima de tácticas de marketing intrigantes. Siempre estás probando el sabor más nuevo de refresco o aliño para ensaladas, y no puedes resistirte a las variaciones de edición limitada de tus comidas favoritas. De cara al futuro, puede ser útil dirigir tu atención hacia comidas caseras únicas para seguir ejercitando tu músculo de comelón.

- **Mayoritariamente C:** el comedor habitual: Si has respondido mayoritariamente con Cs, es probable que seas un comensal clásico que disfruta con los alimentos básicos habituales. Te conformas con platos sencillos como las comidas congeladas y la cocina tradicional. El problema al que puedes enfrentarte es que estás contento con las cosas como están y no estás seguro de por dónde empezar a hacer cambios. Para orientarte en la dirección correcta, considera la posibilidad de buscar recetas para preparar tus platos favoritos, como macarrones con queso caseros en lugar de los de caja.

Si descubriste que tus respuestas no se ajustaban más a un área específica que a otra, o si te costó relacionarte con las opciones dadas, ¡no pasa nada! Todos somos únicos con nuestras preferencias, pero esto funciona como punto de partida para ayudarte a ser más consciente de algunas de las preferencias, motivaciones y hábitos que puedes tener en torno a determinados alimentos.

Qué he aprendido

A veces, tus hábitos alimentarios se reducen a lo que te enseñaron de niño. A continuación encontrarás algunas preguntas de reflexión que te ayudarán a descifrar dónde pueden haberse formado esos hábitos.

- ¿Qué tipo de cosas comías mientras crecías?

- ¿Tenías padres que a menudo te daban comidas nutritivas y caseras?

- ¿Con qué frecuencia comías fuera?

- ¿Qué tipo de cosas te enseñaron sobre la comida en general, así como sobre los alimentos procesados y ultraprocesados?

- ¿Quién es tu mayor inspiración a la hora de planificar las comidas?

- ¿Probabas a menudo cosas nuevas mientras crecías, o preferías ceñirte al mismo tipo de platos?

- Cuando ibas al colegio, ¿qué tipo de comidas se servían en la cafetería?

- ¿Qué te enseñaban en clase sobre nutrición?

- ¿Qué hábitos tienes ahora en relación con la comida que puedas remontar a tu infancia?

- ¿Qué tipo de relación desarrollaste con la comida a lo largo de la adolescencia?

Llegar a la raíz de un hábito es la mejor manera de arrancarlo y asegurarse de que no vuelva. Aunque a veces puede ser duro reflexionar sobre el pasado, a menudo es necesario para ayudarte a superar los grandes obstáculos que te impiden mejorar tu salud.

Entendiendo los hábitos alimentarios

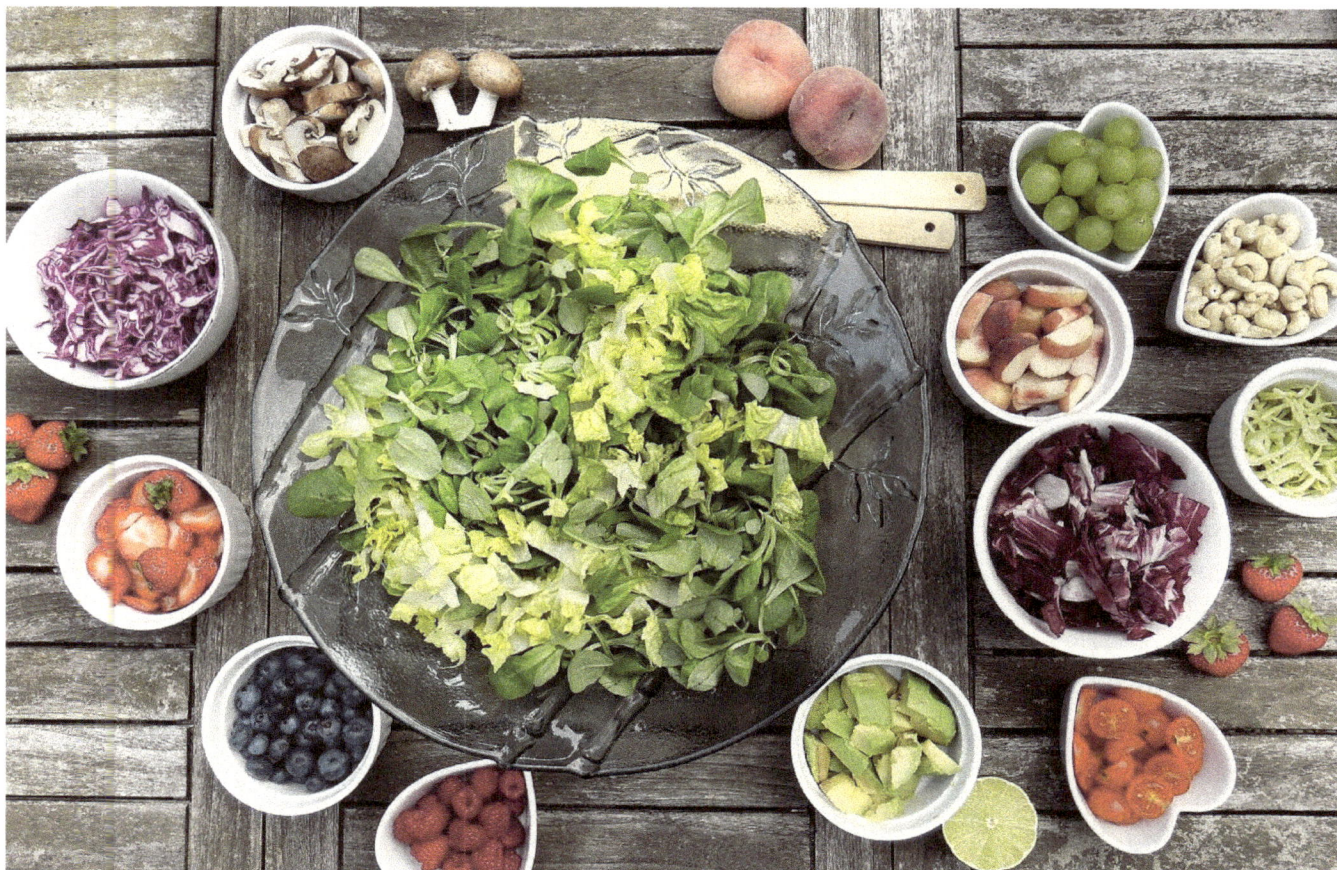

Como acabas de identificar algunas de tus mayores influencias y desencadenantes, ahora podrás utilizar los consejos de esta sección para comprender mejor la causa y el efecto de esos desencadenantes.

¿Sabías que...?

Alrededor de tres de cada cuatro personas pican a diario, y las principales razones para hacerlo son (Pike, 2022):

- aliviar el hambre

- para disfrutar de un capricho

- porque simplemente es un hábito

Ten en cuenta estos consejos para que te resulte más fácil controlar tus hábitos alimentarios:

- **Consejo nº 1:** Recuerda que cambiar los hábitos alimentarios lleva su tiempo. Ten paciencia contigo mismo. Algunos de estos hábitos nos acompañan desde la infancia, por lo que hacer cambios drásticos puede ser todo un reto.

- **Consejo nº 2:** Sé consciente de los desencadenantes de la alimentación emocional que pueden llevarte a consumir alimentos reconfortantes que suelen estar muy procesados. La comida no es sólo una cuestión de sabor: nuestro cuerpo anhela ciertas cosas para aliviar sentimientos como el estrés o el aburrimiento.

- **Consejo n.º 3:** Practica la alimentación consciente prestando atención a lo que consumes (y en qué cantidad), en lugar de picar sin pensar mientras ves la televisión o trabajas con el ordenador. Consulta el reto alimentario al final de este capítulo para aprender a practicar la alimentación consciente.

- **Consejo n.º 4:** Ten en cuenta que los síntomas de abstinencia, como los dolores de cabeza, la irritabilidad y los antojos, son frecuentes al reducir la ingesta de UPF. Éstos pueden hacernos entrar en pánico y buscar alivio en los antojos, creando así un ciclo. Rompe el ciclo y utiliza la atención plena para superar los retos. Estos síntomas deberían remitir al cabo de unos días o semanas.

- **Consejo nº 5:** Etiqueta cómo te sientes antes y después de comer determinados alimentos. Utiliza afirmaciones del tipo "me siento" para ponerlas en palabras. Por ejemplo, antes de comer por estrés, podrías decir: "Me siento abrumado y necesito una distracción". Después, podrías decir: "Ahora me siento estresado e hinchado". Alternativamente, podrías disfrutar de un postre después de cenar, diciendo: "Me siento satisfecho pero me apetece algo dulce". Después, dices: "Me siento feliz, contento y agradecido por una comida tan estupenda". Como ves, etiquetar los sentimientos no es algo que debas hacer sólo cuando estés descontento o te sientas mal con la comida. Se trata de concienciarte para que puedas ser más consciente de tus hábitos, sean cuales sean.

Cada vez que empieces a sentirte abrumado, recuerda respirar hondo y centrarte en una cosa cada vez.

Tomar medidas para prepararse ante los desencadenantes

A continuación te indicamos algunos pasos importantes que te ayudarán a prepararte para enfrentarte a los desencadenantes que pueden llevarte a desear UPF, para que te resulte más fácil reducir su consumo:

Paso Uno	Reduce gradualmente tu consumo de UPF. En lugar de hacerlo de golpe, empieza eliminando una cosa cada vez. Da pequeños pasos hacia el cambio en lugar de intentar revisar tu dieta de la noche a la mañana. Los síntomas de abstinencia pueden incluir la sensación de letargo o dolores de cabeza, por lo que una reducción gradual puede evitar que éstos causen pánico o lleven a un comportamiento impulsivo. Suprimir los UPF no significa que no puedas volver a disfrutar de tus golosinas favoritas, simplemente resérvalas para ocasiones especiales.
Paso Dos	Crea un entorno de apoyo. Considera la posibilidad de unirte a un grupo de apoyo o a una comunidad online para conocer a personas que también estén intentando reducir el consumo de alimentos procesados. Puedes aprender consejos, compartir quejas y encontrar una forma de validación para los retos que estás atravesando. Comer en exceso y los atracones pueden ser graves para tu salud, así que si descubres que luchas con alguno de ellos, no dudes en buscar apoyo profesional. Hay muchas personas formadas en este tipo de conductas que pueden proporcionarte tratamiento médico especializado para evitar que se convierta en un problema mayor para tu salud.
Paso Tres	Crea un plan de acción para hacer frente a tus desencadenantes. Después de reflexionar e identificar las cosas que más habitualmente te llevan a buscar UPF, sabrás para qué prepararte. Si es un día de trabajo estresante, puedes llevar tentempiés no procesados y tenerlos listos en tu mesa si surge el estrés. Si el problema es la comodidad, puedes dedicar un día a preparar platos congelados que siempre estarán disponibles cuando tengas un apuro.

Cómo reducir lentamente el consumo

La alimentación consciente es una de las formas más poderosas de ayudarte a disminuir de forma constante tu ingesta de UPF. Basada en la atención plena, esta práctica te permitirá darte cuenta de las sensaciones corporales, ralentizar el tiempo que pasas comiendo y crear una relación más fuerte con alimentos que, de otro modo, habrías considerado insípidos o aburridos.

Muchos UPF están repletos de sabores artificiales que sobrecargan nuestras sensaciones. Pasar de las patatas fritas picantes a los frutos secos sin sal puede parecer desalentador, ya que uno es aparentemente menos sabroso que el otro. Sin embargo, la alimentación consciente nos ayuda a ralentizar nuestros sentidos para apreciar la comida con una perspectiva totalmente nueva.

Reto alimentario

Practica la alimentación consciente. Sigue los pasos que se indican a continuación para ayudarte a reparar tu relación con la comida.

1. Elige una fruta o verdura entera, preferiblemente de tu tipo favorito.

2. Lávalas y acláralas si es necesario, y prepáralas para comerlas si es necesario (por ejemplo, pelándolas o troceándolas).

3. Ahora, siéntate en un lugar tranquilo con pocas distracciones, preferiblemente un espacio para comer como tu comedor o cocina.

4. Antes de dar un bocado, simplemente fíjate en la comida y toma conciencia de tus otros cuatro sentidos, excluyendo el gusto. ¿Qué aspecto tiene esta comida? ¿A qué huele? ¿Cómo sonaba cuando la preparaste? ¿Qué sientes en la mano?

5. Reconoce cómo ha llegado hasta aquí. ¿Cuál es el proceso de cultivo? ¿Cómo se cosechó y vendió?

6. Ahora, da el primer bocado y mantenlo en la boca. Mastica lo más despacio posible y percibe todas las sensaciones que experimentas.

7. ¿Está frío? ¿Crujiente? ¿Dulce? ¿Sabroso? ¿Jugoso? ¿Amargo? Etiquétalo utilizando algunas palabras diferentes que te ayuden a tomar conciencia de cómo se siente en la boca.

Este reto también puede realizarse utilizando prácticas de respiración profunda antes o después. Para saber más sobre la respiración profunda y las prácticas de atención plena, ¡consulta el apéndice o haz clic aquí!

Plantilla del Plan de Acción de Desencadenantes

Para ayudarte a desglosar aún más los desencadenantes, utiliza la tabla siguiente. Recuerda desencadenantes pasados para rellenarla, o rellénala a medida que los desencadenantes vengan a ti. El primer cuadro se rellena para ayudar a ejemplificar los desencadenantes realistas.

Suceso desencadenante	Emoción asociada	Comida elegida	Sentimientos posteriores
Reunión de trabajo estresante	<ul><li>estrés</li><li>fastidio</li><li>sentirse agotado</li></ul>	Un tentempié de un refresco, una bolsa de patatas fritas y magdalenas envasadas de las máquinas expendedoras del trabajo.	Todo lo que se sentía al principio, pero peor, junto con más letargo por el pico y el bajón de azúcar.
Darme cuenta de que necesito ahorrar más dinero esta semana	<ul><li>pánico</li><li>sensación de agobio</li><li>impulso de procrastinar</li></ul>	Compra unos cuantos alimentos envasados baratos para hacer la compra esta semana.	Sentirse decepcionado y arrepentido por no haber dedicado suficiente tiempo a la planificación de las comidas.

Como puedes ver, varios tipos de acontecimientos pueden desencadenar determinadas emociones, y los alimentos elegidos pueden ayudar a aliviar estos sentimientos temporalmente. Sin embargo, son los sentimientos posteriores los que pueden causar problemas. Por ejemplo, en el segundo escenario, esta persona puede estar pagando todas sus facturas cuando se da cuenta de que esa semana tiene un presupuesto ajustado. Deciden ahorrar más dinero comprando comidas rápidas y cómodas, lo que les proporciona un alivio temporal.

Sin embargo, a medida que van comiendo estas UPF a lo largo de la semana, se dan cuenta de que probablemente podrían haber planificado opciones más nutritivas con un poco de tiempo y previsión. El problema no era sólo la comida, sino la estresante sensación de urgencia que pueden provocar los presupuestos restringidos. Ir más despacio y utilizar la conciencia podría haberles ayudado a ver que comer sano dentro de un presupuesto es posible con un poco de investigación y planificación.

Ahora, rellena la tabla por tu cuenta:

Suceso desencadenante	Emoción asociada	Comida elegida	Sentimientos posteriores

Reduciendo los antojos y cambiando tu mentalidad

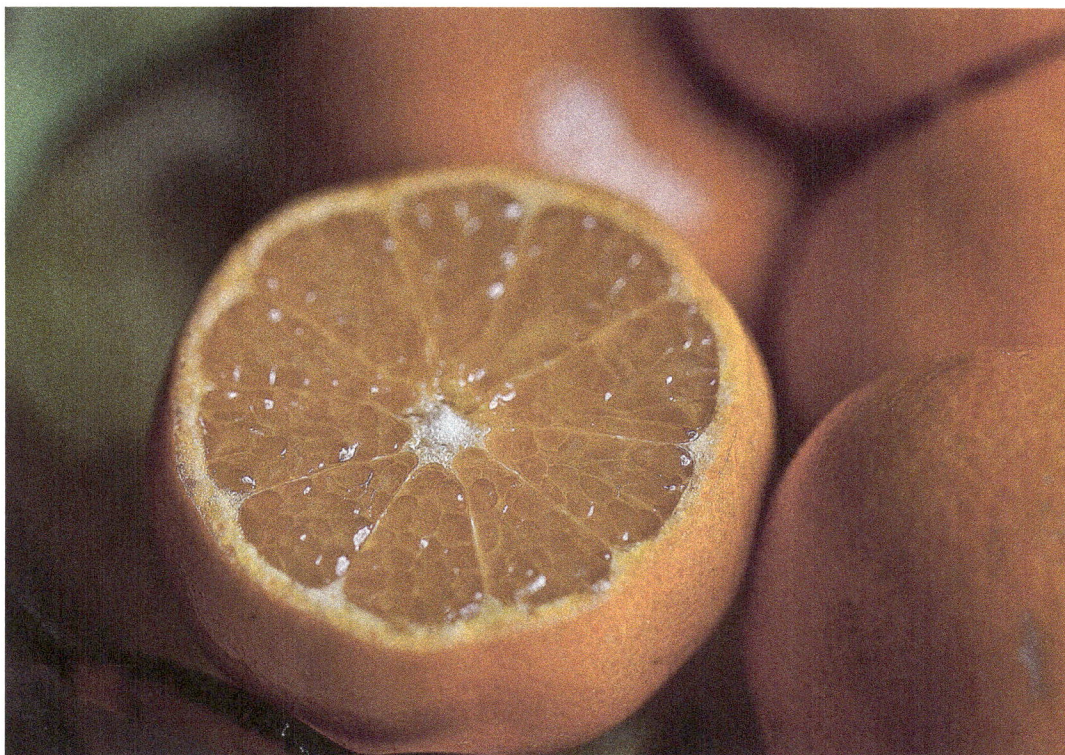

El siguiente paso se centra en reducir los antojos, afrontar los desencadenantes cuando surgen y crear cambios de mentalidad. Nuestro mayor enemigo no es el supermercado, sino nuestra propia mentalidad, por lo que si creamos creencias fuertes y cambiamos nuestra perspectiva, será más fácil reducir y superar los antojos intensos.

¿Sabías que...?

Las investigaciones demuestran que la mayoría de las personas afirman que el chocolate y los alimentos que lo contienen son sus antojos más frecuentes (Meule, 2020). Otro estudio demostró que los encuestados pensaban que el chocolate era el segundo alimento más adictivo (Bjarnadottir, 2019). ¿Puedes adivinar el primero? La pizza, luego el chocolate, las patatas fritas en tercer lugar, y las galletas y el helado después.

Cómo afrontar los antojos constantes

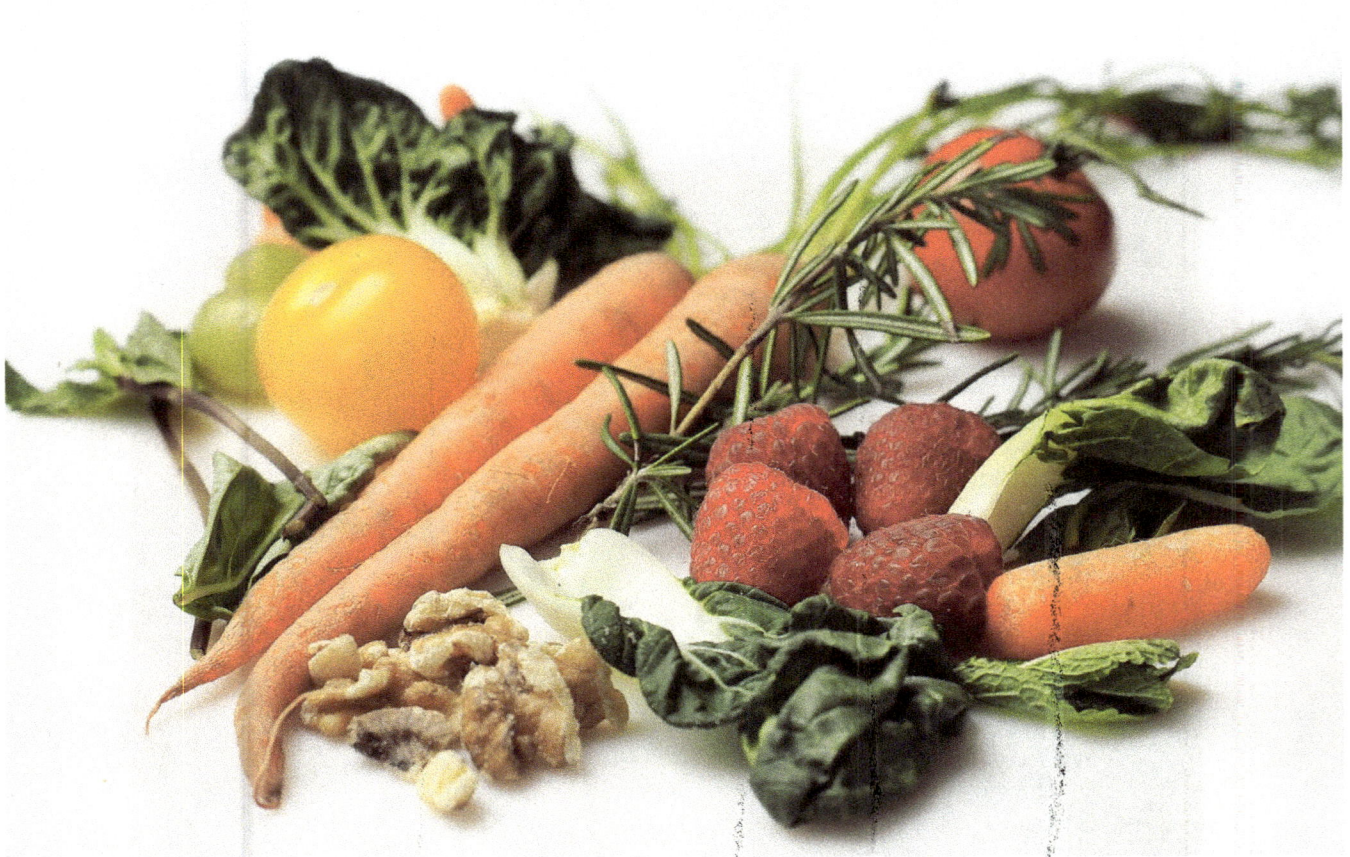

Nuestros pensamientos pueden ser los mayores villanos cuando navegamos por un nuevo mundo de alimentación. Cada vez que intentamos crear un hábito y nos decimos a nosotros mismos que no es tan malo, puede surgir un antojo o una necesidad imperiosa que merme todo el trabajo que hemos realizado. Esto nos hace preguntarnos:

- ¿por qué tengo antojo de comida basura?

- ¿cómo puedo dejar de tener antojos?

- ¿qué causa los antojos?

Recuerda que reducir tu consumo de UPF no es una dieta, sino un cambio de estilo de vida. Cambiar ese estilo de vida significa enfrentarse a los antojos y acabar con ellos para que tengan menos poder sobre tus pensamientos y acciones.

La anatomía de un antojo

¿Qué es un antojo y por qué se produce? Utiliza este cuadro como punto de referencia para ayudarte a entender mejor algunos de tus mayores antojos.

Causas comunes de los antojos	Síntomas del ansia	Remedios para el antojo
• Se sabe que los UPF simulan un comportamiento adictivo y pueden aumentar los antojos (Richter, 2023) • Sentirse cansado • Sensación de estrés • Deshidratación • Deficiencias nutricionales • Aburrimiento • Necesidad de distracción • Procrastinación • Hambre genuina	• Dificultad para concentrarse y pensamientos sobre el consumo de determinados alimentos • Sentir enfado o fastidio por no tener acceso a determinados alimentos • Cambios de humor, irritabilidad y facilidad para agitarse • Sensación de temblor • Culpabilidad y vergüenza tras pensamientos de antojos	• Comer comidas más pequeñas con más frecuencia para prevenir y reducir los niveles de hambre • Mantenerse especialmente hidratado • Añadir limón, lima o jengibre al agua para ayudar a reducir los antojos • Regular el sueño para controlar las hormonas y el hambre • Comer un alimento sano o un tentempié casero por encima de un UPF

Cómo afrontar los antojos

Una vez que tengas una idea más clara de cuáles son tus antojos y por qué surgen, podrás gestionarlos. A continuación encontrarás un cuadro con métodos más específicos para manejar los antojos mientras realizas cambios en tu estilo de vida.

En la primera transición	
	• Come alimentos ricos en proteínas y fibra para sentirte saciado durante más tiempo. • Ten mucha agua a mano y bebe pequeños sorbos a lo largo del día cada vez que sientas que te entra un antojo.

	• Utiliza té verde y otras infusiones de hierbas para ayudar a frenar el apetito.
En momentos de estrés y emocionales	• Utiliza técnicas de respiración para ayudar a reducir el estrés en los momentos de pánico.
	• Ten preparado algo mentalmente estimulante para los momentos de estrés, como tu libro favorito, un nuevo juego o puzzle, o un proyecto pequeño y sencillo.
	• Háblalo. Si te cuesta controlar los antojos, llama a un amigo o habla con alguien con quien vivas sobre lo que te apetece. Decirlo en voz alta puede ayudarte a entender mejor lo que sientes.
Al manejar los síntomas de abstinencia	• No te presiones para hacer nada muy energético o especialmente estimulante. En su lugar, permítete hacer siestas y escuchar meditaciones en audio como forma de relajarte más.
	• Bebe té con jengibre para reducir los dolores de cabeza o los antojos de azúcar.
	• Regálate una forma de autocuidado indulgente como distracción, como darte un masaje o un baño caliente. Cualquier cosa que te relaje funciona muy bien para superar los síntomas iniciales de abstinencia.
Al hacer las compras	• Evita caminar por los pasillos de las patatas fritas, las galletas, los caramelos y los refrescos para resistir la tentación.
	• Lleva una lista de la compra, usa dinero en efectivo (si es posible) y deja las tarjetas de débito/crédito en casa para limitar la cantidad que puedes comprar y evitar comprar impulsivamente alimentos adictivos.
	• Asegúrate de que estás lleno antes de ir a comprar para evitar que los antojos saquen lo mejor de ti.

¿Cómo puedes saber si realmente tienes hambre o estás experimentando un antojo? No quieres pasar hambre ni privar a tu cuerpo de una nutrición importante, pero también quieres evitar ceder a antojos intensos que podrían conducir a un consumo excesivo. Utiliza esta tabla para ayudarte a diferenciar entre el hambre real y un antojo que pasará:

Hambre	Antojos
<ul><li>una señal del cuerpo que incluye dolores de estómago, sensación de debilidad o cansancio y problemas de concentración</li><li>algo que aumenta con el paso del tiempo y no exige una respuesta inmediata</li><li>ligado a las necesidades y hábitos cotidianos, y algo que disminuye tras consumir una cantidad adecuada de alimentos</li></ul>	<ul><li>una señal de la mente, a menudo provocada por el entorno o los impulsos de buscar distracción</li><li>algo que aparece de repente y con urgencia, impulsando a la mente a querer buscar una satisfacción inmediata</li><li>ligada a un impulso emocional, y no suele remitir con ningún elemento nutricional, sino que exige un tipo de alimento específico en lugar de una cantidad</li></ul>

Evitando el miedo a la comida

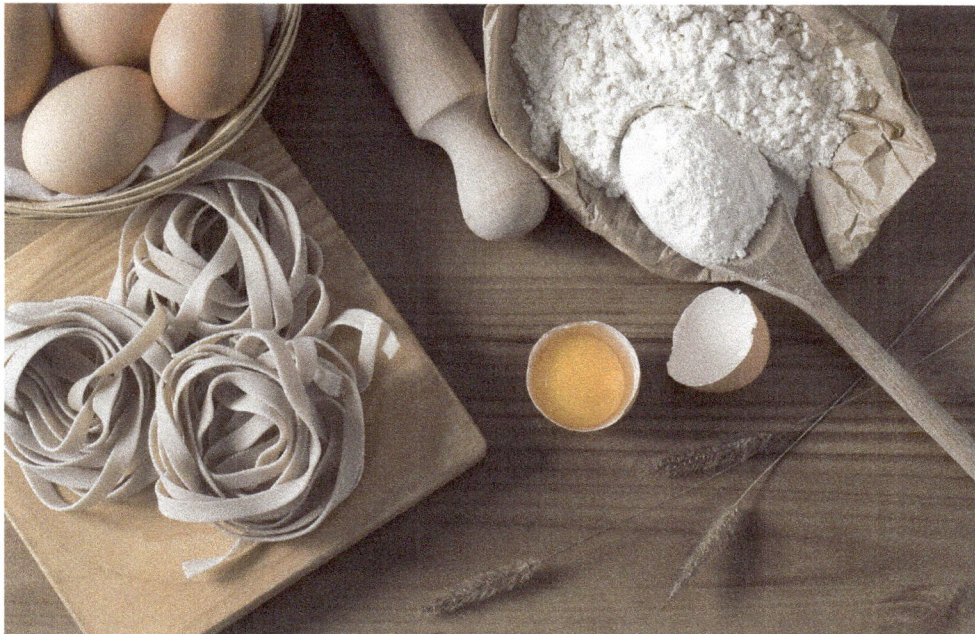

La comida no es un lujo, sino un requisito para vivir. Todos tenemos necesidades básicas que satisfacer, y gran parte de la información que recibimos sobre los alimentos puede ser contradictoria y confusa de manejar. Hay dos grandes obstáculos sociales que superar a la hora de elegir los alimentos adecuados:

Cultura dietética

Existe la presión de "hacer dieta" para perder peso o tener un aspecto determinado. Aunque los cuerpos pequeños suelen asociarse a estilos de vida saludables y los que tienen sobrepeso suelen llevar asociados hábitos poco saludables, no siempre es así. Muchas personas delgadas pueden llevar estilos de vida arriesgados de dietas de choque, y las que se consideran "talla grande" pueden tener una gran ingesta nutricional.

Gracias a esta constante asociación de la forma y el aspecto corporales con la salud, tenemos una percepción sesgada de lo que significa elegir un estilo de vida saludable. Esto puede llevar a muchas personas a intentar hacer dietas de choque, restringir la ingesta de alimentos y matarse de hambre. Aunque puede dar lugar a una pérdida de peso, las dietas de moda suelen ir seguidas de un aumento de peso, a veces incluso en mayor grado. Además, los alimentos "dietéticos" pueden exacerbar los antojos y llevar a comer en exceso, creando hábitos poco saludables en torno a la comida.

Acabar con la cultura de las dietas y superar los mitos sobre el cuerpo es esencial para crear la mentalidad adecuada. Si tus prioridades no son la salud, sino el aspecto físico, puede que te cueste crear la motivación necesaria para mantener tu compromiso y rendir cuentas.

Cambiar los alimentos ultraprocesados por otros más sanos no es una forma de restricción o castigo, sino una forma de autocuidado. No mereces un castigo por tu aspecto o por las decisiones que tomas en relación con la comida. No deberías sentir vergüenza ni culpa por ser un ser humano que quiere comer.

Mucha gente tiene tanto miedo a la comida, pero es nuestra fuente de vida. La comida no es algo que haya que aborrecer o resentir, sino estar agradecido por ello. Muchas personas se esfuerzan por hacer dieta y se restringen constantemente, causándose más daño que si simplemente se permitieran disfrutar de vez en cuando de los UPF.

Es posible que se pierda peso al pasar de los UPF a las comidas caseras, pero debe considerarse como un efecto secundario de tratar tu cuerpo de forma saludable y no como un objetivo final. De lo contrario, corres el riesgo de desatender la salud y centrarte en la apariencia. Tenlo en cuenta a la hora de crear objetivos y mantenerte motivado para que te ayude a tener la mentalidad adecuada. Podrías intentar "ponerte a dieta" y restringir en gran medida tus opciones alimentarias, sólo para encontrarte contribuyendo a antojos aún más intensos más adelante.

¡El estrés diario por tu aspecto físico y el pánico constante por tus elecciones alimentarias pueden perjudicar más a tu cuerpo que la indulgencia ocasional con los UPF!

Palabras de moda sobre comida sana

Otra táctica de marketing peligrosa que puede alterar nuestra percepción y hacernos creer que estamos tomando decisiones saludables cuando no es así es el uso de palabras de moda de alimentos saludables. Que algo lleve la etiqueta de "natural" o "sostenible" no significa que no esté muy procesado.

Cuando un consumidor cree que un producto es ecológico o mínimamente procesado, es más probable que lo compre, y las empresas lo saben. La próxima vez que vayas al supermercado, fíjate en el lenguaje utilizado en los distintos productos. Algunas empresas simplemente cambian el envase de su producto a un tono verde, dando la impresión de que es más sano que otras opciones.

Al comprar alimentos mientras intentas renunciar a los UPF, algunas palabras de moda pueden llamar tu atención. Puede que veas envases que dicen

- sin colorantes artificiales

- sin conservantes

- ni aditivos.

Pueden ser un buen punto de partida, pero ten en cuenta los diferentes contenidos de grasa, azúcar y sodio. Estas frases no son sinónimo de saludable.

También hay muchas frases vacías que utilizan las empresas, como afirmar que algo es "parte de un desayuno completo". No hay ninguna palabra beneficiosa, como "desayuno saludable" o "desayuno nutritivo". Hacer una afirmación tan audaz en un producto es más atractivo para los consumidores que otra que no mencione los posibles beneficios, por lo que los equipos de marketing utilizan estas frases para engañar a los compradores y hacerles creer que sus productos son saludables. Otras frases de marketing sin sentido son

- **Todo natural:** Esta palabra no está regulada y puede significar muchas cosas. Técnicamente, la hiedra venenosa es totalmente natural. ¿Significa eso que es segura para el consumo y saludable?

- **Superalimento:** Lo verás en algunos productos junto con afirmaciones de que son antioxidantes o probióticos, pero al igual que la frase "totalmente natural", no hay ninguna regulación sobre lo que constituye un alimento en esta categoría.

- **Elaborado con...:** Cualquier cosa que diga "hecho con cereales integrales" o "hecho con fruta de verdad" no es necesariamente sana. Hay muchas cosas que técnicamente están hechas con alimentos "reales" en lugar de sintéticos, pero eso no las hace saludables.

- **Alto contenido en ….:** Al igual que "hecho con", si algo dice que es "rico en fibra" o "rico en probióticos", eso no significa que sea sano. El papel, por ejemplo, es rico en fibra, lo que demuestra que estas afirmaciones infundadas no son más que otro intento de engañar a los consumidores.

Un estudio demostró que las palabras de moda más populares que atraen a los consumidores que buscan alternativas saludables son (Breen et al., 2020):

- vegano,

- sin gluten,

- sin artificios (colorantes, productos químicos, aditivos, etc.),

- natural,

- ecológicos,

- y sin lácteos.

Ver estas palabras tampoco es un indicio de que los alimentos no sean saludables. Lo importante es ser consciente y comprobar la información nutricional para ver si hay pruebas que respalden estas afirmaciones.

Rejuvenecimiento de tu perspectiva

Abandona la idea de que comer sano tiene que ser duro y restrictivo. Conciénciate de cómo el marketing y el consumismo te engañan para que pienses de una manera porque es lo rentable. Las empresas alimentarias buscan ganar dinero, y explotar los antojos y las inseguridades de la gente es una forma estupenda de llenarse los bolsillos, pero a costa de la salud del consumidor. Sigue estos pasos para que tu mentalidad cambie y puedas centrarte en la nutrición y no en la restricción:

Paso Uno	Prueba recetas nuevas cada semana para mantener el interés y evitar caer en viejos hábitos. Sigue a chefs o blogs de recetas en las redes sociales. Ve a tu tienda de segunda mano y compra libros de recetas baratos.
	Verás que cocinar y dar sabor a los alimentos es mucho más fácil de lo que te habías imaginado, lo que te ayudará a crear un hábito más natural de cocinar.
Paso Dos	Date permiso. Decirte que no puedes tomar un refresco o una magdalena puede hacer que te apetezca mucho más. Dite a ti mismo que puedes, y utiliza

	prácticas de alimentación consciente si decides darte un capricho.
	Puede que al dar un mordisco o unos sorbos decidas que en realidad no te apetece porque prefieres evitar cómo te hace sentir. A veces, basta con que te recuerdes a ti mismo que está bien darse un capricho, y te darás cuenta de que ni siquiera quieres hacerlo.
Paso Tres	Evita una mentalidad de todo o nada. Éste suele ser el mayor contratiempo para quienes desean cambiar de hábitos. Al fin y al cabo, es esencial evitar adoptar una mentalidad catastrofista. Céntrate en explorar cómo elegir "la opción menos mala", porque puede que a veces no se trate de todo o nada.
	Utiliza la regla del 80/20: Esfuérzate por tener un 80% de alimentos no procesados en tu dieta, en lugar de pensar que tienes que llegar al 100%. Una mentalidad de todo o nada es frágil, así que si un día te das un capricho impulsivamente, puede que te den ganas de abandonar por completo el cambio de estilo de vida, lo que te llevaría a volver a los viejos hábitos. Recuerda, ¡busca el progreso más que la perfección!

Cómo crear una nueva perspectiva

¡No hay que temer a la comida! Una vez que te des permiso para disfrutar de la comida, descubrirás que estás más inclinado a elegir cosas nutritivas que hagan felices tanto a tu mente como a tu cuerpo.

Desafío alimentario

Prepara tu mayor antojo desde cero. ¿Qué es lo que más te gusta tomar? ¿Una marca concreta de refresco? ¿Un condimento de tu restaurante favorito de pollo frito? ¿Un producto horneado de una cadena de cafeterías? Identifica una cosa sin la que sientas que no puedes vivir, y desafíate a intentar hacerla en casa. Utiliza cítricos en agua carbonatada para imitar un refresco, o investiga recetas de salsas para hacer un duplicado casero. Es una forma divertida de iniciarte en la comida casera sin dejar de satisfacer tu antojo.

Plantilla de bloqueos de los antojos

A continuación encontrarás una hoja de trabajo para que la rellenes, que te ayudará a comprender mejor algunos de los mayores antojos y bloqueos que causan dificultades al dejar los UPF. Hay dos columnas para rellenar, de modo que puedas volver al final de las seis semanas para ver qué ha cambiado y qué puede seguir igual.

Rellenarlo ayuda a iniciar el proceso de desarrollar una mayor conciencia de nuestras elecciones alimentarias.

Mis tres mayores antojos son	
El número de veces que me doy un capricho semanalmente es:	
Algunos alimentos alternativos que puedo utilizar para sustituirlos son:	
Lo más difícil es renunciar a estos antojos:	
Una cosa que me hará más fácil renunciar a ellos es:	

Cambiar por alternativas y experimentar con alimentos

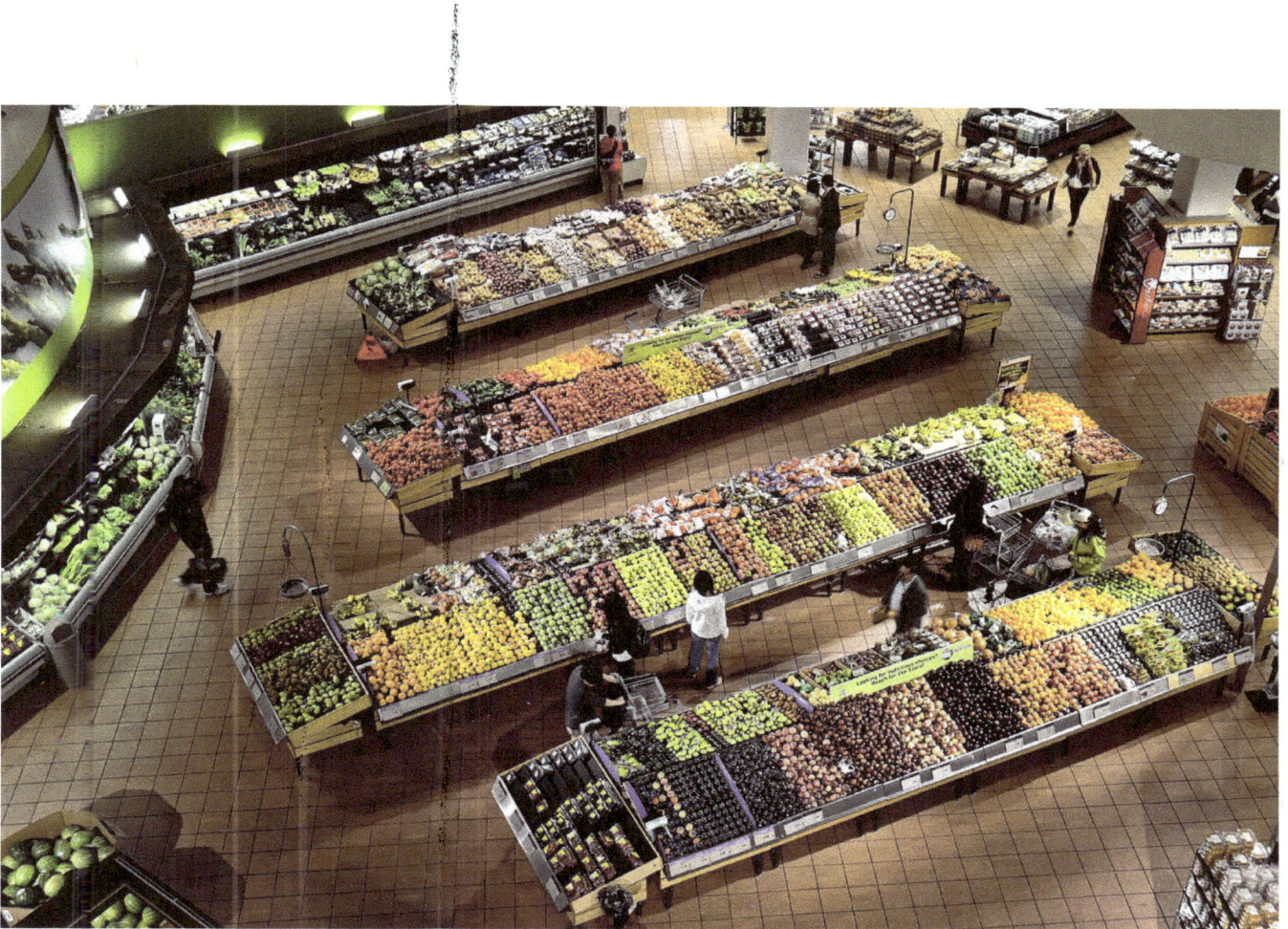

Nuestro tema principal esta semana es sustituir los FUP por alternativas más nutritivas y aprender a navegar por el mercado para empezar a experimentar con nuevos alimentos. ¡Ahora es el momento de reunir todo lo que has aprendido hasta ahora y llevarlo a la tienda de comestibles o al mercado de agricultores para tomar decisiones más conscientes!

Enfocado a la nutrición

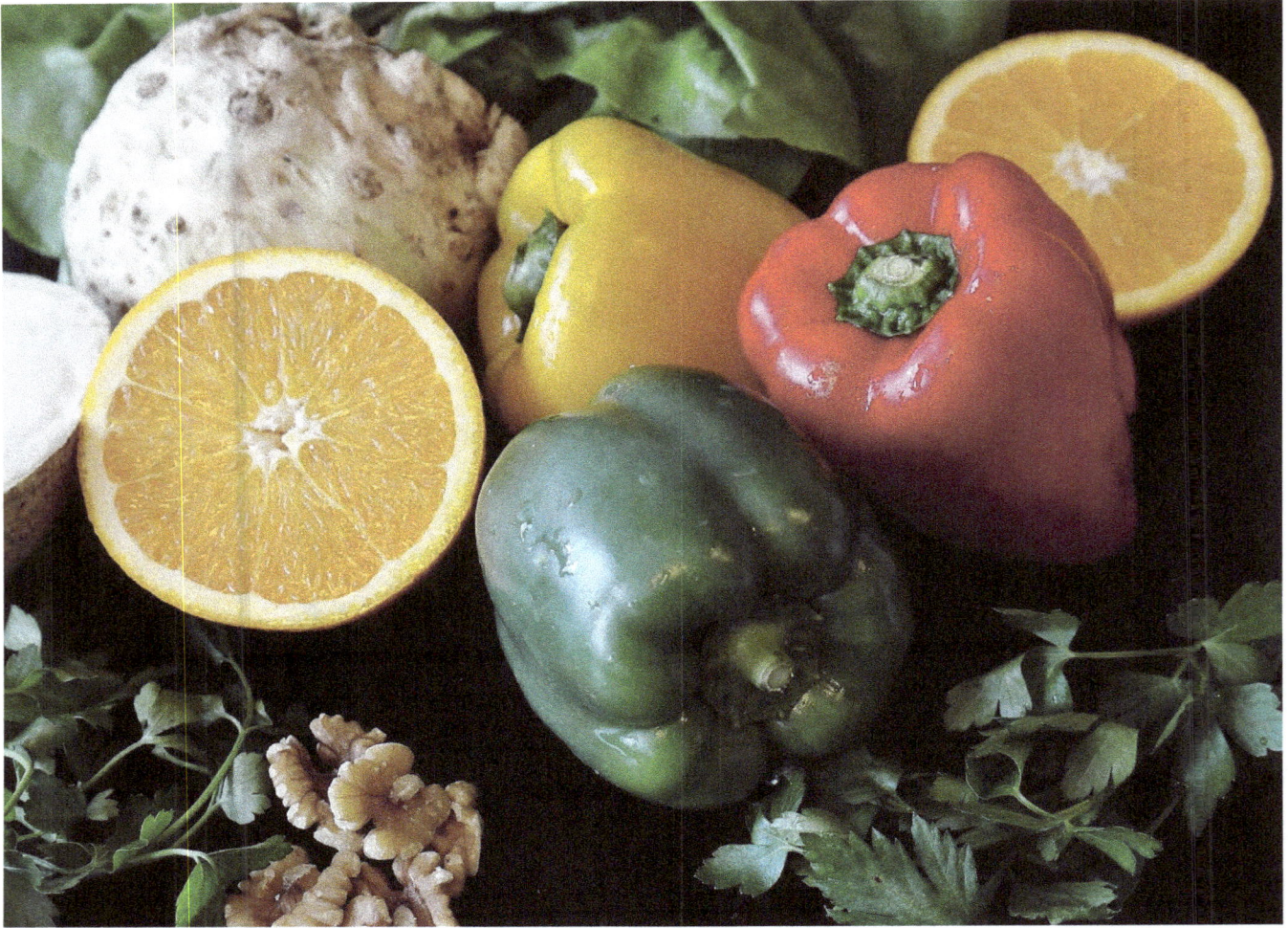

Es importante tener en cuenta las calorías a la hora de crear un plan de comidas saludable, pero lo más importante es incluir alimentos ricos en nutrientes. En lugar de evitar ciertos alimentos considerados "poco saludables", cambia tu mentalidad para concentrarte en los beneficios nutricionales de comer determinados alimentos.

Por ejemplo, si te dices a ti mismo: "No puedo comer patatas fritas, son *muy* poco saludables", esto puede crear un impulso o intensificar tu antojo. En lugar de eso, fíjate en la información nutricional. Puede que veas que el contenido en sodio es muy superior al de cualquier otro elemento nutricional, lo que te servirá de recordatorio de que elegir un tentempié diferente podría ayudarte a sentirte mejor que las patatas fritas. Esto puede ayudarte a evitar una mentalidad de escasez y a reelaborar tus prioridades para llevar una vida más nutritiva.

Los alimentos ricos en nutrientes incluyen múltiples beneficios que ayudan a tu organismo. A continuación encontrarás una guía de referencia que te ayudará a identificar qué tipo de alimentos es bueno añadir a tu dieta en función de sus elementos nutritivos:

Elemento nutricional	Fuentes adecuadas	Por qué es importante
Calcio	• habas de soja • berza • almendras	• regula las funciones musculares y cardíacas • fortalece los huesos • ayuda a la coagulación de la sangre ("Calcio", s.f.)
Carbohidratos	• arroz integral • batata • avena	• mejora la función cognitiva • estabiliza los niveles de energía • regula la función del sistema inmunitario (Fletcher, 2019)
Grasa	• pescado graso • aguacate • frutos secos y semillas	• mejora la energía • regula el metabolismo • ayuda a la absorción de vitaminas ("Alimentación sana," s.f.)
Fibra	• alubias rojas • col rizada • cereales integrales	• reduce la tensión arterial • regula el sistema digestivo • favorece la pérdida de peso (Chin, 2023)
Hierro	• tofu • frutos secos • lentejas	• favorece el sistema respiratorio • ayuda al desarrollo neurológico • regula las hormonas ("Hierro," 2023)

Magnesio	• nueces de Brasil	• regula la tensión arterial
	• chocolate negro	• favorece la función nerviosa
	• espinacas	• mejora la frecuencia cardiaca regular
		("Magnesio," s.f.)
Proteína	• judías	• mejora las funciones digestivas
	• huevos	• ayuda a regular la respiración
	• yogur griego	• potencia el equilibrio hormonal
		("Why," s.f.)

La alimentación es casi siempre una opción mejor que complementar los nutrientes de tu dieta. Sin embargo, para algunos es demasiado difícil obtener la cantidad adecuada de ciertos nutrientes. Por ejemplo, si eres vegano y odias las judías, puede que te cueste obtener la cantidad adecuada de hierro en tu dieta.

A menudo, tu médico de atención primaria puede hacerte un análisis para ver si tienes carencias vitamínicas en algún área. Céntrate en alimentos que satisfagan esta necesidad nutricional, ya que son más fáciles de descomponer y procesar por tu organismo. Sin embargo, sigue siendo mejor complementar las vitaminas que faltan que no ingerirlas en absoluto.

Cereales integrales saludables

Otro tema importante de debate son los hidratos de carbono. La palabra puede inducir pánico a cualquiera que haya probado las dietas de moda; sin embargo, los hidratos de carbono desempeñan un papel vital en una dieta equilibrada. A menudo se asocian con alimentos ricos en hidratos de carbono, como el pan blanco, los platos de pasta, las magdalenas, etc., pero en realidad muchos alimentos nutritivos contienen hidratos de carbono.

La distinción clave entre un hidrato de carbono nutritivo y uno que suele encontrarse en los UPF es si es o no 100% integral. El trigo es un cereal que puede aportar un elemento muy nutritivo a la dieta de cualquiera. Es muy saciante, lo que significa que un bocadillo de pavo en pan 100% integral puede llevarte un poco más lejos que uno en pan blanco procesado.

¿Por qué?

Una semilla de trigo contiene tres partes: el salvado, el endospermo y el germen. Visualízalo como un huevo de gallina común. La yema es el germen, la clara es el endospermo y la cáscara es el salvado.

Los cereales procesados eliminan el germen y el salvado, dejando sólo el endospermo. El salvado y el germen son más difíciles de procesar para el organismo, lo que te ayuda a mantenerte saciado durante más tiempo. El pan blanco, los productos horneados envasados y otros cereales procesados pasan por el organismo mucho más deprisa, lo que provoca hambre y antojos incluso después de haber comido muchos.

Cuando busques hidratos de carbono, céntrate en las opciones 100% integrales, y asegúrate de que contienen "100%" en el envase para asegurarte de que estás eligiendo cereales mínimamente procesados. Por ejemplo, el pan integral puede seguir siendo un UPF, pero si pone 100% integral, lo más probable es que esté menos procesado que otras opciones.

Combinación perfecta

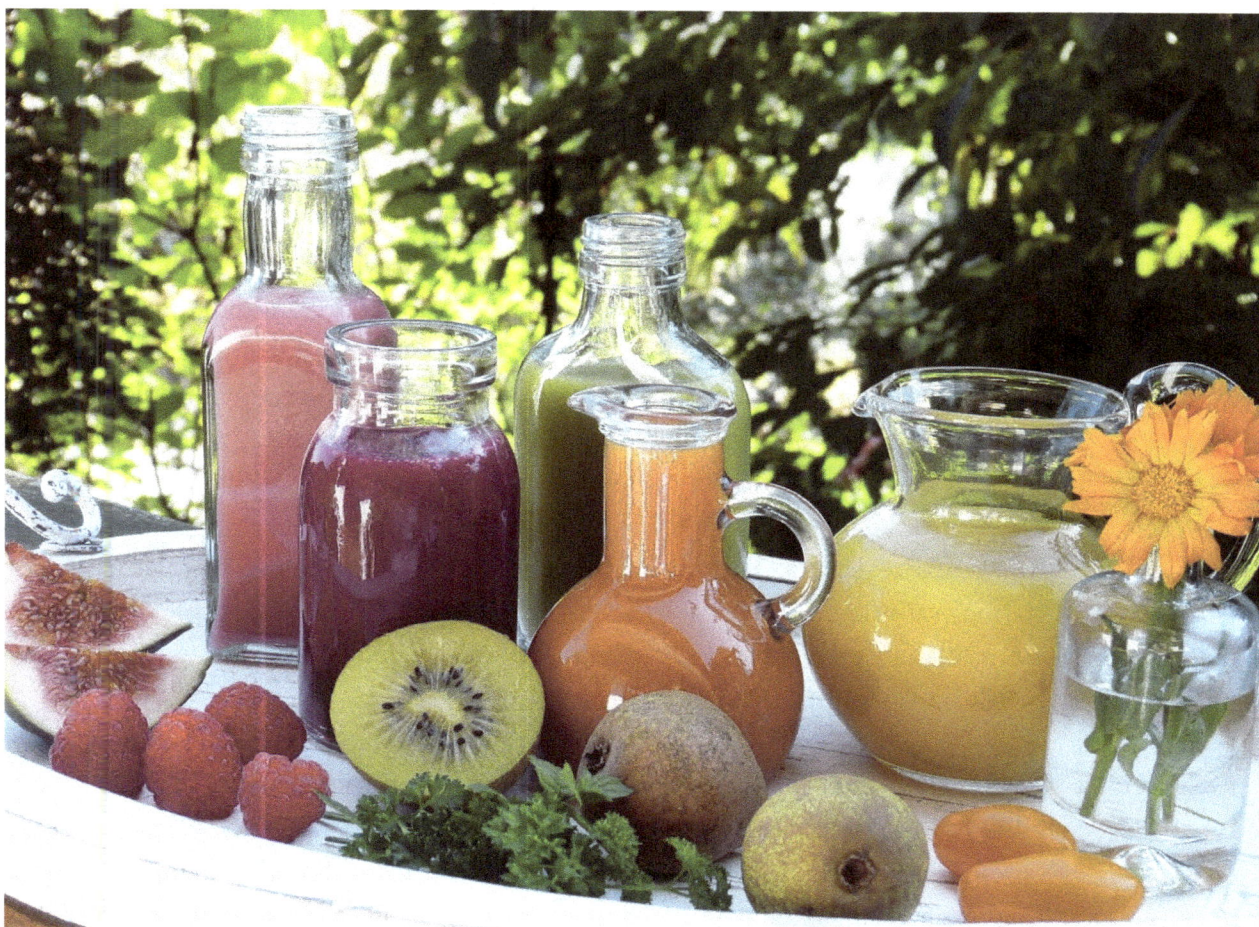

Cuando hagas cualquier tipo de cambio en tu dieta, es importante que te centres en sustituir cosas en lugar de quitarlas. Una dieta limitante puede causar pánico no sólo en tu mente, sino también en tu cuerpo.

Los alimentos reconfortantes son los que nos hacen sentir como su nombre indica: reconfortados. Son alimentos familiares y forman parte de tu vida desde hace tiempo. Encontrar métodos alternativos para preparar estos alimentos te facilitará la transición a un nuevo estilo de vida.

A continuación te ofrecemos algunos ejemplos de UPF con alguna inspiración para alternativas:

UPF	Una buena alternativa
Aderezo para ensaladas	Mezcla casera: Muchos aliños caseros empiezan con una proporción de 1:2 a 1:5-ácido:aceite (según las preferencias). Elige un ácido como el zumo de limón, el vinagre balsámico, el vinagre de vino blanco o el vinagre de arroz. Los aceites de oliva o aguacate prensados en frío son buenos comienzos. Después, añade hierbas frescas, ajo picado y chalota para darle aún más sabor. Construir a partir de esta base y experimentar con tus propios añadidos te ayudará a encontrar la combinación perfecta para algunos de tus aliños favoritos.
Cereales en caja	Avena de la noche a la mañana: La avena de la noche a la mañana es fácilmente personalizable y puede actuar como una sabrosa forma de fibra a primera hora de la mañana. Mezcla una parte de avena arrollada o cortada con una parte de la leche que prefieras. Después, añade tus ingredientes favoritos, como bayas, plátanos o incluso cacao en polvo. Puedes añadir ingredientes nutritivos adicionales, como semillas de chía o frutos secos, y endulzarlos con miel o sirope de arce. Métetelos en la nevera toda la noche, ¡y por la mañana tendrás un delicioso desayuno listo para llevar!
Pan blanco	Masa madre casera: El pan de masa madre se suele hacer simplemente con harina, sal y agua. Hacer pan es un proceso mucho más complejo que otras alternativas de esta lista, pero una vez que le coges el truco, ¡el pan casero puede ser muy gratificante!
Carne empaquetada	Pollo asado: Las carnes envasadas, como el jamón y el salami, están llenas de aditivos. Algunas carnes procesadas incluso han sido clasificadas como carcinógenas por la Organización Mundial de la Salud ("Cáncer", 2015). Compra pechugas de pollo frescas o congeladas y ásalas en el horno cubiertas de tu condimento favorito como opción más sana para un bocadillo.
Pizza congelada	Pan plano o pizza de pan francés: Aunque no es tan cómoda como una pizza congelada, hay formas de satisfacer tu antojo sin depender de los UPF. Utiliza un pan plano integral o una barra de pan francés cortado por la mitad y pon

	tus ingredientes favoritos y salsa casera.
Comidas instantáneas	Sobras congeladas: Cuando hagas comidas, considera la posibilidad de separar una porción en un recipiente y congelarla. Así, si te encuentras en un apuro y necesitas una comida rápida y fácil, puedes recurrir a un plan de reserva del congelador.
Salsa en tarro	Mezcla casera: La pizza en tarro y la salsa para pasta son opciones fáciles para cenar, pero pueden contener sal y azúcar ocultos. Experimenta con salsas caseras, y recuerda que utilizar algunos ingredientes enlatados, como tomates guisados o pasta de tomate, puede estar procesado, pero siguen siendo mejores alternativas que los UPF.
Pasteles empaquetados	Magdalenas caseras: Se pueden hacer magdalenas con avena, plátanos y otros ingredientes nutritivos. Haz una tanda doble y congela algunas. Así tendrás muchas a mano y podrás tostarlas para un tentempié dulce y sano.
Patatas fritas	Patatas fritas vegetales asadas: Corta las verduras en rodajas finas y ásalas en el horno con tu mezcla favorita de especias y aceite. Son un aperitivo estupendo para tomar durante el día o como guarnición de tu sándwich favorito.
Margarina	Aceite de oliva: Congela un poco de aceite de oliva en un recipiente de cristal. Una vez congelado, colócalo en el frigorífico cuando quieras untarlo. Cuando lo saques de la nevera, tendrá una textura suave y untable. Asegúrate de volver a guardarlo inmediatamente para evitar que el aceite de oliva se licúe a temperatura ambiente.

Necesidades de hidratación

De cara al futuro, es importante que te esfuerces por hacer del agua tu bebida preferida en lugar de las bebidas azucaradas, que a menudo están muy procesadas. Las bebidas son accesibles y las encontrarás *en todas partes*. Al comprar en el supermercado, al hacer cola, en los parques e incluso en los lugares de trabajo, hay neveras y máquinas expendedoras repletas de bebidas ultraprocesadas.

Hay muchas opciones estupendas para hidratarse sin tener que consumir UPF. Entre ellas están:

- Té

- Café

- Agua carbonatada

- Kombucha

Si te gustan las bebidas más dulces, también puedes utilizar edulcorantes alternativos evitando los UPF. Los mejores para empezar son:

- Miel

- Stevia

- Azúcar de coco

- Sirope de dátil

Al igual que el azúcar, estos edulcorantes deben consumirse con moderación, pero ofrecen opciones asequibles y accesibles para los golosos que quieren reducir los UPF.

Otro culpable secreto del ultraprocesamiento es la crema de café. Aunque puede ser una opción atractiva para quienes prefieren un café más dulce, a menudo están llenas de aditivos. Con altas cantidades de "sólidos de jarabe de maíz y aceite vegetal parcialmente hidrogenado", y poca o ninguna crema, suelen ser un mal comienzo para la rutina matutina (Sukol, 2019).

Para ayudarte a introducir más hidratación en tu dieta, ten en cuenta estos consejos:

- Toma agua con todas las comidas y bebidas. Aunque disfrutes de un café matutino o de vino con la cena, toma agua al mismo tiempo.

- Sorbe lentamente para asegurarte de que tu cuerpo la absorbe adecuadamente.

- Invierte en una botella reutilizable para tener agua siempre cerca.

- Bebe agua a primera hora de la mañana, antes de cualquier café o té.

- Si se te antoja un refresco, un zumo u otra bebida ultraprocesada, bebe primero un poco de agua. Después, puede que descubras que ya no tienes sed o que el antojo ha remitido.

- Utiliza agua de Seltz para diluir el zumo y reducir así la cantidad de azúcar que tomas de una sentada.

Recuerda que las bebidas con cafeína son diuréticas, lo que significa que pueden provocar una micción más frecuente y una menor hidratación. Cuando bebas café, ciertos tés y refrescos con cafeína, hidrátate con más frecuencia.

Mantenerse hidratado ayuda a frenar los antojos y a sentirte saciado durante más tiempo. También ayuda a digerir otros alimentos y regula los niveles de energía. Aprovecha el poder curativo del agua y da prioridad a la hidratación durante los cambios de estilo de vida.

Alfabetización con etiquetas

Leer las etiquetas es una práctica que mejorarás con el tiempo. Cuanto más te familiarices con las etiquetas nutricionales, más fácil te resultará descifrarlas. A continuación te indicamos algunos pasos que te ayudarán a mejorar la lectura de las etiquetas, a encontrar mejores intercambios y a empezar a experimentar con nuevos alimentos.

Paso Uno	Busca los ingredientes principales que reconozcas. Siempre es una buena señal cuando el ingrediente principal es algo obvio, como los tomates como ingrediente principal de la salsa de tomate.
	Una regla empírica para empezar es que si no puedes pronunciarlo o no sabes lo que es, probablemente no sea bueno para ti. Sin embargo, ten en cuenta que no siempre es así. Por ejemplo, puede que el alfa-tocoferol no te suene, pero es simplemente vitamina E, un nutriente esencial para tu salud. Las etiquetas con menos ingredientes enumerados suelen ser señal de que hay menos, y no más, procesamiento.
	Evita los alimentos con un número excesivo de sustancias químicas desconocidas, e investiga sobre aquellas de las que no estés seguro. Con el tiempo, irás recogiendo consejos e información que te ayudarán a aprender a leer las etiquetas.
Paso Dos	Compra en el perímetro del supermercado, donde suelen estar los productos frescos, las carnes y los productos lácteos. Cíñete a los alimentos integrales, ya que son los menos procesados. ¿Te has fijado alguna vez en que la mayoría de los productos frescos o las lonchas de carne no tienen información nutricional? Esto se debe a que tienen una preparación mínima. Según la Administración de Alimentos y Medicamentos de EE.UU., "el etiquetado nutricional de los productos crudos (frutas y verduras) y el pescado es voluntario" ("Etiquetado de los alimentos", s.f.).
	Evita las tapas o zonas de venta con material de marketing y promoción. Se trata de zonas promocionales situadas al final del pasillo del supermercado. Están diseñadas para aprovecharse de los impulsos humanos naturales, así que concéntrate en tu lista de la compra para evitar la tentación.
Paso Tres	Menos es más, así que recuerda centrarte en los nutrientes. Presta atención

también al tamaño de la ración, ya que algo puede no parecer tan rico en azúcar hasta que te das cuenta de lo pequeña que es la ración. Elige alimentos que contengan cantidades elevadas de los elementos nutricionales mencionados anteriormente en este capítulo, como proteínas y fibra.

Cómo evaluar las etiquetas

Si mañana entraras en una tienda de comestibles, probablemente no recordarías cada uno de los ingredientes que debes evitar y en cuáles debes fijarte. Lo importante es aprender a evaluar críticamente las etiquetas para desarrollar tu juicio e intuición. Aprenderás sobre la marcha, ¡y pronto serás un experto en leer etiquetas!

Desafío alimentario

Elige un alimento que haya sido procesado de tres formas distintas. Compara los ingredientes y la información nutricional. ¿Qué notas?

Ejemplo de alimentos:

- patata (cruda, patatas fritas congeladas, en conserva)

- trigo (pan integral, galletas de trigo, cereales de trigo)

- manzana (compota de manzana, zumo de manzana, fruta entera)

- quesos lácteos (lonchas americanas, parmesano estable, feta)

- tomate (ketchup, salsa, salsa para pasta)

Plantilla Esto o Aquello

Utiliza esta plantilla como espacio para hacer una lluvia de ideas sobre alternativas a algunos de tus alimentos favoritos:

Tipo de alimento	Mi favorito	Posibles alternativas
Ingredientes		
Aperitivos dulces		
Aperitivos salados		
Comida rápida		
Bebidas		

Planificando las comidas y otras opciones de estilo de vida

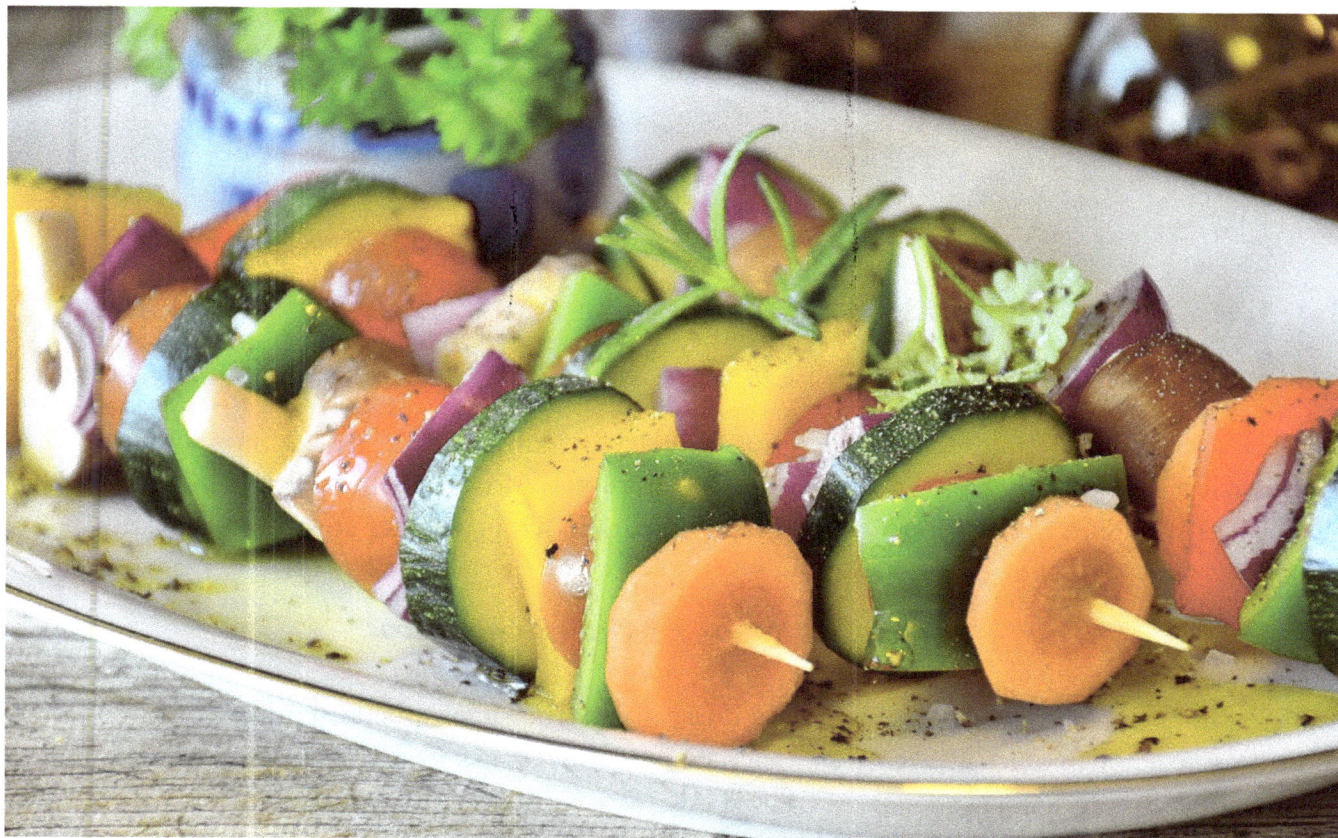

En la Semana 5, nos centraremos en acabar con los antojos de una vez por todas, exploraremos consejos para planificar las comidas cuando se tiene un presupuesto limitado y encontraremos inspiración culinaria que te ayude a integrar de forma más realista y práctica en tu vida una dieta con pocas o ningún UPF.

Las pequeñas elecciones suman, y esta semana nuestro objetivo es empezar a crear hábitos más accesibles a lo largo de tu rutina diaria que harán más fácil navegar por una vida de alimentación sin procesados.

Cuando los mundos chocan

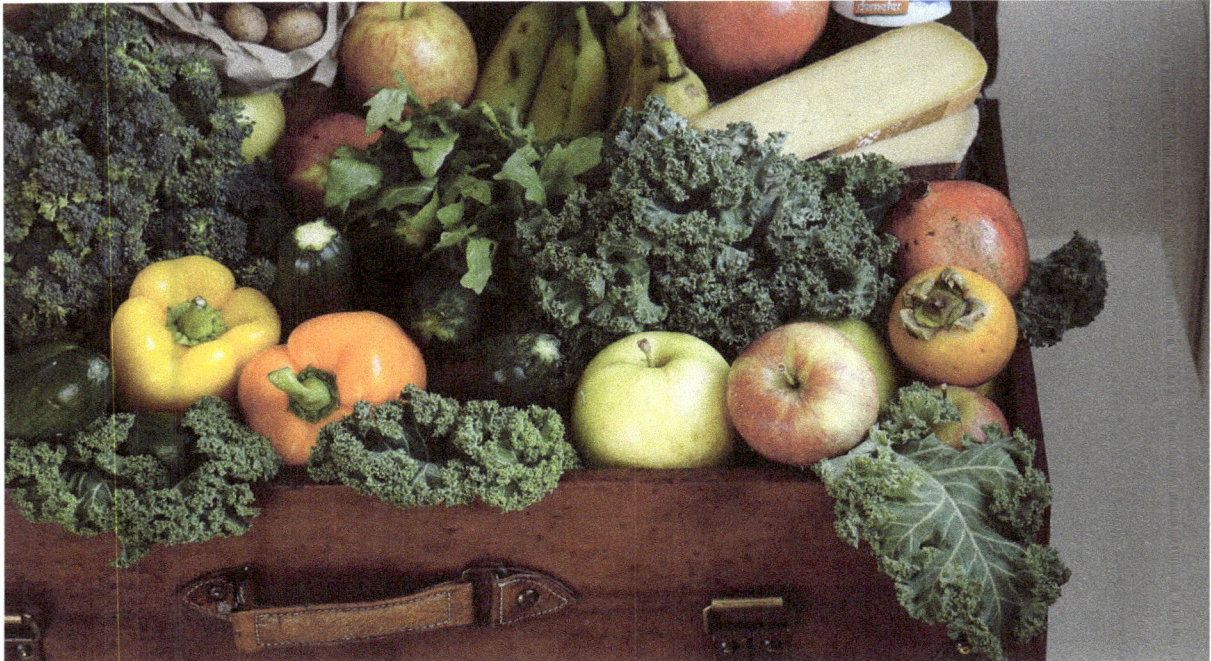

Muchas situaciones desencadenarán desafíos y te harán enfrentarte a tus hábitos alimentarios. A continuación encontrarás algunas situaciones y ejemplos de lo que debes decir o hacer cuando te pillen desprevenido. De este modo, podrás estar preparado para cualquier cosa que te espere.

Cómo afrontar los comentarios negativos

Recibir comentarios negativos de los demás durante esta transición puede sentirse como un golpe a nuestra motivación. Tanto si tu cónyuge hace comentarios sarcásticos como si escuchas el pesar de parientes lejanos durante las reuniones familiares, este tipo de comentarios pueden hacerte sentir derrotado. A continuación encontrarás algunos ejemplos de cosas que puedes decir si alguien hace un comentario grosero o crítico sobre tus elecciones alimentarias:

- Sé que mis elecciones no son del agrado de todo el mundo, pero a mí me gustan y eso es lo que importa.

- Te agradezco que te preocupes por mi dieta. Sin embargo, estoy contenta con mis elecciones.

- En este momento, estoy centrada en mi bienestar y necesito ser constante.

- ¡Cada persona es diferente!

- A veces es mejor estar de acuerdo en estar en desacuerdo.

- No juzgo lo que comes, así que te agradecería que no juzgaras mis elecciones.

Recuerda que debes evitar insultar a los demás por sus elecciones alimentarias o menospreciarlos por consumir UPF. Son muchos los factores que pueden influir en la elección de una persona. Concéntrate en ti mismo y en tus propios objetivos. Cuando tienes una fuerte motivación y razones para querer cambiar, resulta más fácil compartir tus pensamientos y defenderte.

La comida forma parte de nuestro estilo de vida, así que cuando muestras desinterés por la comida de alguien, puede sentirse ofendido personalmente. Por ejemplo, si alguien lleva una plétora de UPF a una fiesta y tú te abstienes, podría tomárselo como algo personal, lo que podría provocar una actitud defensiva. Tenlo en cuenta para no contribuir a una comunicación más ofensiva/defensiva y recuérdales tus propios objetivos para que sepan que no se trata de ellos.

Para mantenerte fuerte con la familia

Gestionar las transiciones si el resto de tu familia sigue con los UPF no siempre es fácil. No sólo presentan desencadenantes cuando les ves disfrutar de los UPF, sino que también puede invalidar tus objetivos y elecciones ver a otros que no se preocupan tanto por su salud. Sin embargo, renunciar a los UPF es una elección que debe hacer cada persona. Cuando las dietas se imponen a los demás, puede provocar resentimiento y falta de motivación.

Si eres padre, probablemente seas en gran medida responsable de decidir lo que comen tus hijos. Pueden surgir problemas cuando los adolescentes, los cónyuges y los padres que pueden vivir contigo deciden comer UPF. A continuación te ofrecemos algunos consejos para ayudar a unir a la familia y facilitar la toma de decisiones sobre estilos de vida diferentes:

- Comparte tus objetivos con amigos y familiares para que puedan apoyarte a la hora de tomar decisiones más saludables. Si compartes con los demás por qué es tan importante renunciar a los UPF y centrarse en los nutrientes, es más probable que quieran unirse a ti en este cambio de estilo de vida. Compartir los peligros y concienciar a los demás puede ayudar a pensar y reflexionar a quienes, de otro modo, no se preocuparían por la composición de sus alimentos.

- Mantente centrado en tus objetivos y presente en el momento. Es fácil entrar en una espiral cuando ves a otros a tu alrededor dándose un capricho con los UPF, e incluso puede desencadenarte y provocar la tentación. Sin embargo, recuerda que ese momento pasará y que se trata de sentimientos temporales. Observa cómo se presentan los desencadenantes tanto en tu mente como en tu cuerpo, y sigue diciéndote a ti mismo que pronto pasarán. Una vez que lo hagan, y resistas la tentación, te ayudará a ser aún más fuerte ante el siguiente desencadenante.

- Crea tus propios límites. Si eres responsable de la mayor parte de la cocina, puedes hacer saber a los demás que no vas a cocinar más con UPF. Si alguien no está de acuerdo, puede ocuparse de sus propias comidas. Muchos padres pueden empezar a hacer dos o incluso tres comidas distintas cada noche, lo que puede añadir estrés adicional. Es perfectamente aceptable crear el límite de que cocines lo que cocines. Puede que recibas reacciones negativas de los niños quisquillosos con la comida, pero lo más probable es que se adapten o asuman sus propias tareas culinarias.

- Come algo antes de salir para evitar comer en exceso. Si vas a una fiesta de cumpleaños infantil en la que sabes que habrá exceso de dulces y patatas fritas, puedes comer algo sano antes para que te resulte más fácil resistir la tentación.

- Mantén una actitud positiva. No te lo tomes como algo personal cuando la gente haga comentarios. Algunos lo entenderán y querrán hacer cambios. Otros lo entenderán pero no están preparados para hacer cambios. Y otros no lo entenderán en absoluto. No puedes controlar las decisiones de los demás, sólo las tuyas. Mantente centrado en ti mismo y recuérdate que hacer estos cambios al final dará sus frutos.

Para asegurarte de que todos están contentos

¿Qué puedes hacer para apoyar a los niños, a las familias y a los comedores quisquillosos? ¿Cómo puedes afrontar la hora de la cena cuando todos los miembros de la familia quieren comer algo diferente? A continuación encontrarás algunos consejos que te ayudarán:

- Haz que los niños participen en la preparación de las comidas, ya que esto puede ayudarles a desarrollar hábitos alimentarios más sanos desde el principio. Dales pequeñas tareas, aunque sólo sea espolvorear queso en una pizza de pan francés. Deja que ayuden a montar las comidas. Esto les ayudará a acostumbrarse a cocinar y a experimentar con distintos alimentos.

- Haz que la comida sea una experiencia para los niños. Llévalos a un mercado agrícola local para que ayuden a elegir las verduras. Entusiásmales con la jardinería y cultiva tu propia hierba de cocina. ¡Les entusiasmará ver hojas nuevas cada día! Asiste a una clase de cocina para padres e hijos y cómprales su propio delantal o gorro de cocinero para que se lo pongan. Cuando muestres emoción, entusiasmo y pasión por estas opciones, lo más probable es que tu hijo siga tu ejemplo.

- Los UPF pueden ser adictivos, y los niños no están preparados para manejar tal dependencia: sus síntomas de abstinencia pueden manifestarse como crisis al principio, si tú también estás haciendo la transición de su dieta. En el caso de los niños, no los abandones de golpe, sino poco a poco. Proporciónales muchas actividades y otros estímulos no relacionados con la comida para mantener su mente ocupada.

- Haz comidas con distintas partes para que sean más fáciles de personalizar. Por ejemplo, las hamburguesas vegetarianas pueden satisfacer a muchas personas diferentes. Una persona puede comérsela sola y otra puede añadirle todos los ingredientes que quiera. Otros tipos de comidas personalizables son las barras de tacos, preparar tu propia ensalada, patatas fritas o nachos cargados y minipizzas individuales. Esto ayudará a los melindrosos a ver que es posible disfrutar de alimentos mínimamente procesados a su manera.

- El consejo anterior también es importante para los alérgicos al gluten o los veganos. Satisfacer las necesidades de todos puede ser un reto, así que experimenta con recetas GF y veganas. Puedes hacer una salsa para pasta con todos los ingredientes, y luego preparar pasta normal para los que no tienen sensibilidad al gluten y arroz para los que son GF. Si preparas hamburguesas de pavo para cenar, puedes preparar una hamburguesa vegana y así todos los demás seguirán disfrutando de su hamburguesa de pavo. Hacer comidas para quienes tienen necesidades dietéticas diferentes no tiene por qué requerir comidas completamente opuestas. Aprovecha para experimentar y céntrate en intercambiar ingredientes en lugar de platos enteros.

- Cuando encuentres una comida casera que guste a tus comensales quisquillosos, haz mucha cantidad. Luego puedes congelarla para que, si quieres hacer una comida que no les guste, tengas una copia de seguridad lista en el congelador.

- Invierte en una batidora para introducir verduras en sus comidas. Por ejemplo, puedes seguir haciendo macarrones con salsa de queso, pero añadiendo zanahorias licuadas a la salsa para aumentar la cantidad de nutrientes que reciben.

- Haz que los alimentos más sanos parezcan UPF. Por ejemplo, invierte en unos cuantos cortapastas y moldes de silicona para distintos alimentos. Puedes hacer una mezcla vegetariana de nuggets de pollo, usar un molde para darle forma de dinosaurio y servirla con su salsa favorita. Apenas notarán la diferencia. Haz galletas caseras, chocolatinas e incluso cereales con sus formas favoritas sin que les dé pánico que sean demasiado diferentes.

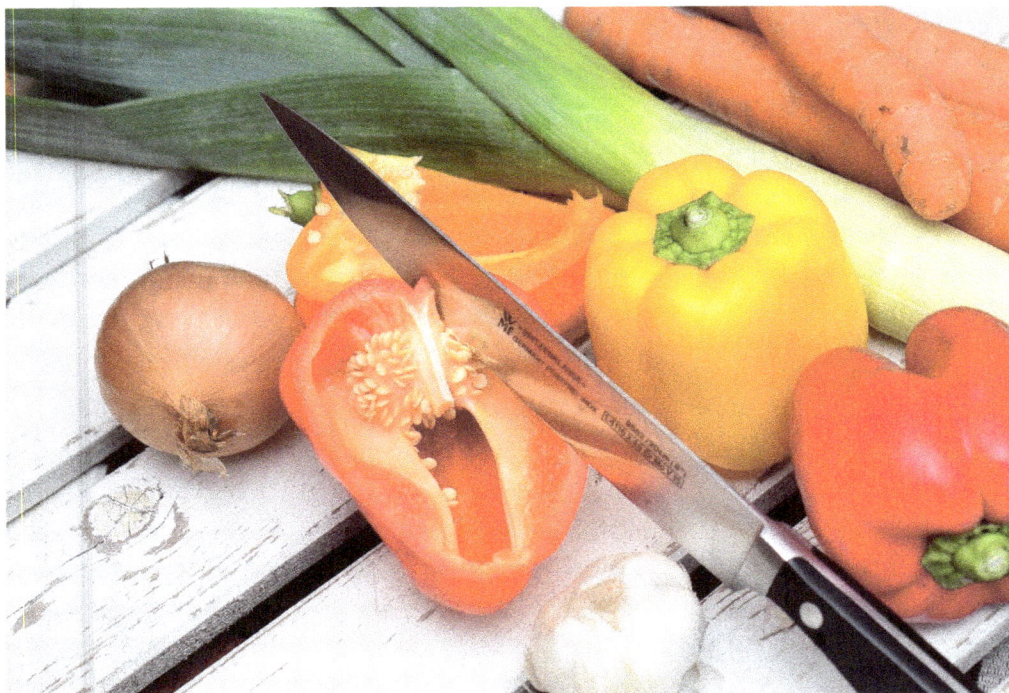

Planificar las comidas es la mejor manera de seguir una dieta sana y centrada. Planifica tus comidas con antelación para evitar recurrir a opciones procesadas rápidas cuando tengas hambre y estés cansado después del trabajo.

Hay tres pasos principales que puedes seguir para planificar las comidas:

1. Escribe lo que quieres comer dentro del periodo que te hayas fijado. Esto depende de <u>para quién hagas la compra</u> y de tu <u>accesibilidad</u> a una tienda de comestibles, teniendo en cuenta <u>el presupuesto</u>. Por ejemplo, si tienes 50$ para una semana, entonces empezarías con siete u ocho días de comidas. Si tienes 1.200 $ para una familia de cuatro miembros para que te dure un mes, quizá quieras desglosarlo semana a semana. Si tú y tu cónyuge vivís a hora y media de la mejor tienda de comestibles, podrías planificar un tramo más largo. Al final del capítulo encontrarás una plantilla para empezar en la dirección correcta, de modo que una vez determines el tamaño de tu familia y la duración de la planificación, puedas ajustar el calendario según necesites.

2. Divídelo por ingredientes. Empieza por crear una comida, y luego desglosa cada parte y enumera cada ingrediente que interviene. Por ejemplo, si vas a preparar un club de pavo para comer, empieza por el pan de masa madre, luego el pavo, el queso, la lechuga, el tomate, el beicon y la salsa que elijas. Aunque ya tengas el ingrediente, anótalo. Luego, cuando tengas una lista completa, puedes tachar lo que ya tienes. Así te aseguras de que no se te olvida nada y de que está todo cubierto.

3. Prepara tus comidas para alargar la vida útil de las verduras y ayudar a que duren más. Considera la posibilidad de invertir en recipientes que controlen el flujo de aire y la humedad para mantener tus verduras frescas el mayor tiempo posible. Una vez que hayas hecho la compra, es útil empezar a preparar las cosas de inmediato. Hacer la compra y preparar las comidas puede parecer desalentador y agotador; sin embargo, te ahorrará mucho tiempo a lo largo de la semana. Puede que tengas que dedicar un domingo entero a hacerlo, pero luego, durante el resto de la semana, todo estará listo. Prepararlos enseguida también garantiza que es menos probable que se estropeen.

Al principio puede resultar difícil, pero si dedicas un día a la semana a planificar las comidas, te resultará más fácil controlar tus elecciones dietéticas.

¿Qué puedes hacer para asegurarte de que tú y tu familia consumís más ingredientes frescos en cada comida? Sigue algunos de los consejos siguientes al planificar las comidas.

Consejos para planificar las comidas con un presupuesto

- Empieza cambiando un ingrediente fresco por cada comida.

- No caigas en las ofertas de "compra más y ahorra más". A menos que sea algo que ya tengas pensado comprar, evita la tentación.

- Explora tiendas y métodos de compra alternativos en tu zona.

- Descarga aplicaciones de las tiendas de tu entorno para estar al día de las ofertas y promociones semanales.

- Adopta la costumbre de escaldar y congelar las frutas y verduras que estén a punto de caducar.

- Compra productos de la despensa a granel. Aunque al principio es más caro, a la larga ahorrarás dinero. Incluso puedes compartir estos productos con amigos o familiares que también estén intentando un nuevo cambio de estilo de vida.

- Aprovecha la IA u otras aplicaciones para ayudarte a planificar las comidas basándote en los ingredientes que ya tienes en casa. De este modo, reducirás el desperdicio de comida y sólo tendrás que comprar unos pocos ingredientes extra.

- Céntrate en crear una despensa con hierbas y especias frescas para no tener que depender de salsas y condimentos procesados para conseguir comidas sabrosas.

Utensilios de cocina

Un buen utensilio de cocina puede ser la diferencia entre una estresante preparación de la cena y una fácil. A continuación encontrarás algunas sugerencias de utensilios que te ayudarán a empezar a cocinar en la dirección correcta:

- Horno holandés: Un horno holandés puede ser una inversión si compras una buena marca, pero merece la pena comprarlo. Desde cocinar carne hasta pan, hay infinitas posibilidades para cocinar en él. También puedes buscar "recetas de una sola olla" y utilizarlo para facilitar la preparación de las comidas.

- Prensa de tofu: El tofu es una de las proteínas más versátiles y muy barata. No tiene gluten y es vegano, por lo que satisface las necesidades de múltiples tipos de comensales. Utilizar una prensa te facilitará la preparación de ciertas variaciones de tofu cuando busques crear texturas específicas.

- Tabla de cortar de madera: Una tabla de cortar sólida y resistente facilita mucho el corte y la preparación de verduras, y también es una superficie estupenda para extender la masa casera cuando trabajas en la cocina.

- Cuchillos afilados: Los cuchillos afilados facilitan la preparación de las verduras. Invierte en uno o dos buenos cuchillos para mejorar tu experiencia culinaria.

- Tetera: Tener una tetera a mano te facilitará elegir infusiones en lugar de refrescos y zumos.

- Olla de cocción lenta: Las ollas de cocción lenta son perfectas para quienes no disponen de mucho tiempo, ya que pueden cocinar por ti. Mete pechugas de pollo, caldo y tus hierbas favoritas en una olla de cocción lenta y vuelve horas después para disfrutar de una jugosa proteína ideal para bocadillos y platos de pasta.

- Procesador de alimentos: Un robot de cocina es una herramienta estupenda para hacer comidas caseras. Echa unos garbanzos y aceite para obtener un hummus suave. Congela rodajas de plátano y luego tritúralas en el procesador para obtener un sustituto más sano del helado. Echa dientes de ajo y chalotas para acelerar el proceso de picado. ¡Te harán la vida mucho más fácil!

- Centrifugadora de ensaladas: Preparar la fruta y la verdura puede llevar un rato, pero un centrifugador de ensaladas puede acelerar el proceso y ayudar a secar los productos para que duren más.

Guía para la elaboración de comidas

A continuación encontrarás una referencia que puedes utilizar para ayudarte a idear comidas. Para empezar una buena comida tiene un grano, una proteína y verduras. Luego puedes añadir hierbas frescas, condimentos, potenciadores del sabor y aderezos adicionales para satisfacer las distintas preferencias. A continuación encontrarás un cuadro con algunos ejemplos de pasos para elaborar comidas, para que te resulte más fácil idear recetas por tu cuenta.

Elemento de la comida	1	2	3	4	5
Grano	pita integral	tortilla integral	pasta	quinoa	arroz integral
Proteína	salmón	gambas	pollo	garbanzos	tofu
Vegetal	pimiento	col lombarda	espinacas	pepino	brócoli
Hierba fresca	eneldo	cilantro	albahaca	perejil	cebollino
Condimento	copos de pimiento rojo	comino	orégano seco	sal marina	jengibre
Refuerzo de sabor	zumo de limón	jalapeño	ajo asado	pimiento rojo asado	salsa de soja
Cobertura extra	yogur griego	aguacate	mozzarella	queso feta	semillas de sésamo

Aquí tienes una plantilla vacía para que la utilices:

Elemento de la comida	1	2	3	4	5
Grano					
Proteína					
Vegetal					
Hierba fresca					
Condimento					
Refuerzo de sabor					
Cobertura extra					

Establecer objetivos centrados en la salud

La comida no es lo único que hay que cambiar durante este tiempo. Cuando se hace hincapié en la salud total, resulta más fácil adoptar pequeños hábitos y cambios en el estilo de vida. Estos tres pasos te ayudarán a ver cómo se conecta tu salud, y a comprender que hacer muchos pequeños ajustes es la forma de conseguir ese gran cambio que buscas:

Paso Uno	Duerme mejor. Cuando tu mente y tu cuerpo están atontados, querrás tomar una bebida energética azucarada o un desayuno procesado sobre la marcha. Dormir bien te facilitará seguir la dieta adecuada. Para saber más sobre cómo dormir mejor, consulta el apéndice o haz clic aquí.
Paso Dos	¡Muévete! El ejercicio alivia la ansiedad y puede ayudarte a regular el sueño. Ambas cosas pueden ser desencadenantes de comer en exceso si no se controlan, así que empezar una rutina de ejercicios te ayudará con tu salud.
Paso Tres	Reduce el estrés. El estrés puede hacer que queramos bombardear nuestro cuerpo con azúcar, alcohol y otras cosas que proporcionan un alivio inmediato, pero a menudo con un coste posterior. Cosas como la meditación de atención plena pueden ayudar a reducir el estrés, reduciendo así los antojos. Para saber más sobre la atención plena, consulta mi libro sobre la atención plena, ¡que encontrarás en el Apéndice!

Cómo cumplir tus objetivos

Desafío alimentario

Celebra tu éxito con una alternativa saludable. A menudo, al celebrar un éxito, muchos pueden optar por darse un capricho con sus UPF favoritas, como una comida rápida o un postre extravagante. En lugar de celebrar la ocasión con una comida que puedas considerar "mala" o "poco saludable", elige una que esté llena de alimentos integrales nutritivos. De este modo, evitarás demonizar ciertos alimentos y te darás un capricho sin desviarte de tu objetivo.

Plantilla de planificación de comidas

A continuación encontrarás una plantilla para que la rellenes y te ayude a empezar a planificar las comidas. Contiene algunos elementos:

- Comidas diarias: Haz una lista de todo lo que piensas comer a lo largo de la semana. Puede ser útil repetir las comidas al menos dos veces para poder comprar ingredientes a granel. También es útil que los ingredientes se repitan. Por ejemplo, puedes desayunar yogur griego el lunes y el martes, y luego el miércoles y el jueves puedes utilizar el yogur sobrante para crear una crema de lima añadiendo ralladura de lima, zumo y sal para tomar con tacos de gambas.

- Bebidas: Planifica la compra de agua de Seltz, té o zumo fresco o prensado en frío. Así reducirás la tentación de comprar refrescos y otras bebidas azucaradas y ultraprocesadas.

- Aperitivos: Al igual que con las bebidas, planifica la compra de algunos tentempiés saludables en lugar de depender de la impulsividad cuando llegues al supermercado.

- Lista de control de la despensa: Por último, revisa la lista de la despensa antes de salir. Tener a mano algunos alimentos básicos te ayudará a preparar comidas de última hora y te animará a aumentar tu despensa. Hay algunos huecos vacíos para que introduzcas tus propios alimentos básicos.

Al trazar todo lo que vas a comprar, te resultará más fácil decir "no" a los UPF en la tienda. Una vez que hayas rellenado esto, puedes crear una lista de la compra más detallada utilizando papel de borrador o una aplicación de notas en tu teléfono, lo que hará que navegar por el supermercado sea pan comido.

Mi presupuesto:_____

Día	Desayuno	Almuerzo	Cena
Lunes			
Martes			
Miércoles			
Jueves			

Viernes			
Sábado			
Domingo			

Bebidas	Aperitivos

Lista de control de la despensa:

Especias		Manteca de frutos secos	
Aceites		Vinagre	
Granos		Otras salsas	
Judías		Suministros de repostería	

Implantar cambios duraderos y afrontar los retos

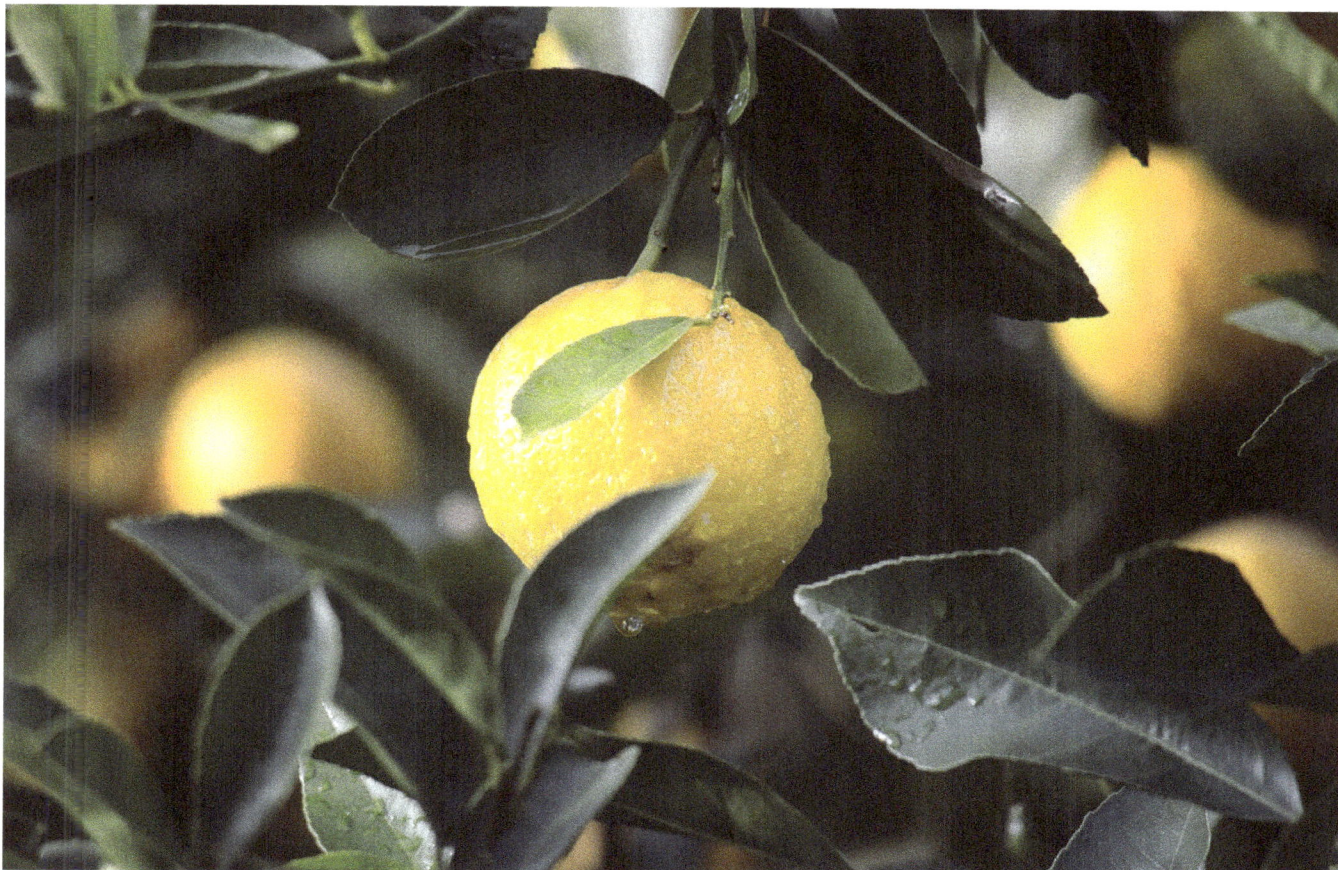

Ahora que ya llevas cinco semanas con un nuevo estilo de vida, ¡las cosas son mucho más fáciles! Sin embargo, sigue siendo crucial saber cómo poner en práctica los cambios y afrontar los retos mentales, como cuando estás de vacaciones, para mantener los hábitos. Para algunos, empezar nuevos hábitos puede ser más fácil que mantenerlos, pero pase lo que pase, prepararse para los retos que te esperan será la mejor forma de garantizar que tus buenos hábitos lleguen para quedarse.

Mantente firme en tus decisiones

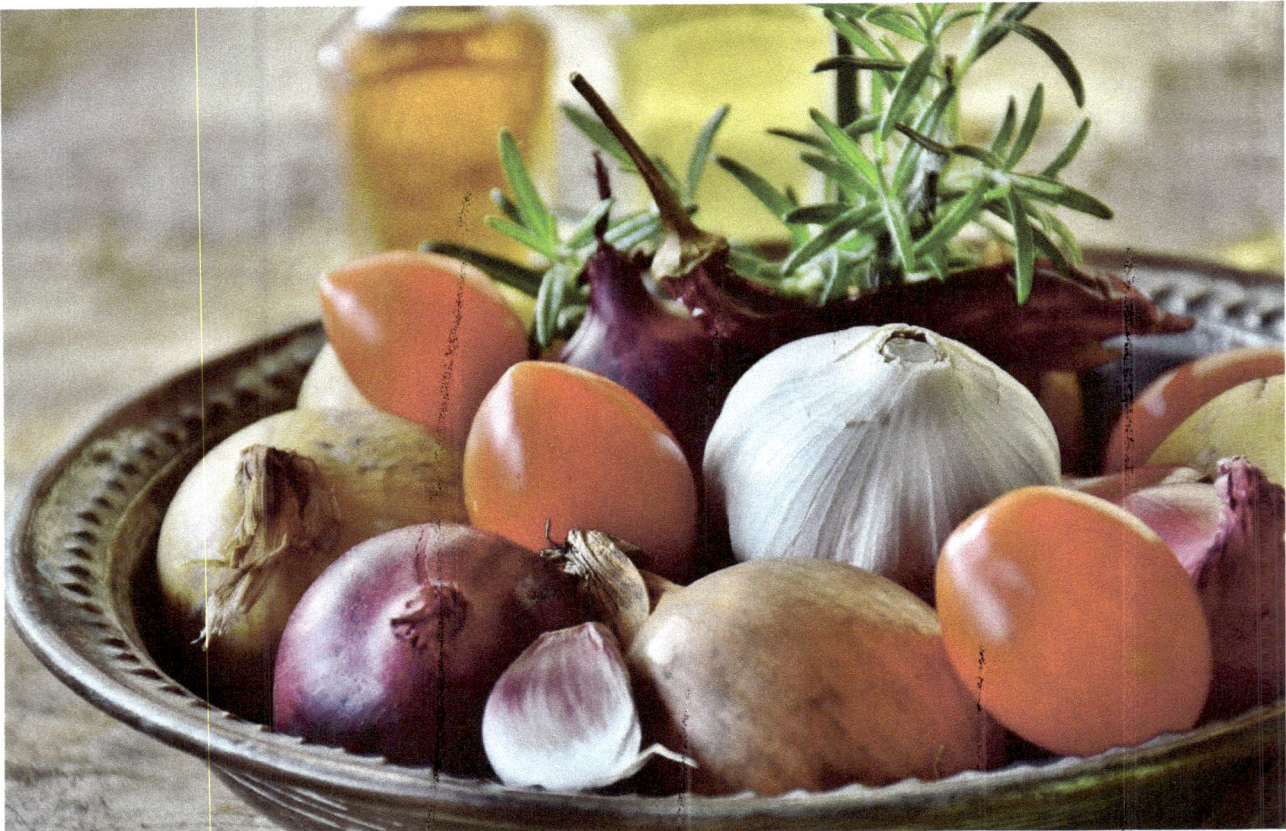

De aquí en adelante, la atención se centrará en mantener el impulso de estos cambios. Con el tiempo, llegarás a un punto en el que te resulte fácil decir "no" a algunas cosas y "sí" a otras. Cuando te cueste mantener la motivación y sientas que tu fuerza de voluntad flaquea, recuerda el HÁBITO:

Ayuda	Debes saber que no pasa nada por pedir ayuda si te cuesta hacer cambios en la dieta. Considera la posibilidad de trabajar con un nutricionista o dietista que pueda proporcionarte asesoramiento personalizado basado en tus necesidades y objetivos específicos. Incluso si ya estás haciendo todo de la forma correcta, puede ser útil obtener la validación de que es así.
Aplaude	Apláudete por querer hacer un cambio y ser proactivo. Eso ya es mucho más de lo que algunos pueden decir de sí mismos. Celebra las pequeñas victorias a lo largo del camino: ¡cada pequeña cosa cuenta!
Despide	Recupérate tras los pasos en falso. No dejes que un mal día haga descarrilar tu progreso: retoma el camino lo antes posible. El viaje que tienes por delante tendrá algunas cuestas, lagunas y otras cosas que pueden dificultar tu avance, pero con el

	esfuerzo adecuado, puedes recuperarte.
Inspiración	Busca tu inspiración cuando decaiga la motivación. Recuerda por qué empezaste este viaje siempre que tengas ganas de rendirte.
Invita	Date un capricho de vez en cuando y dale a tu mente y a tu cuerpo la opción de disfrutar de la experiencia de comer. Recuerda que comer debe ser agradable, ¡no estresante! Disfruta descubriendo nuevas recetas y sabores en lugar de centrarte únicamente en lo que "ya no puedes" comer.

Planes de acción para los obstáculos

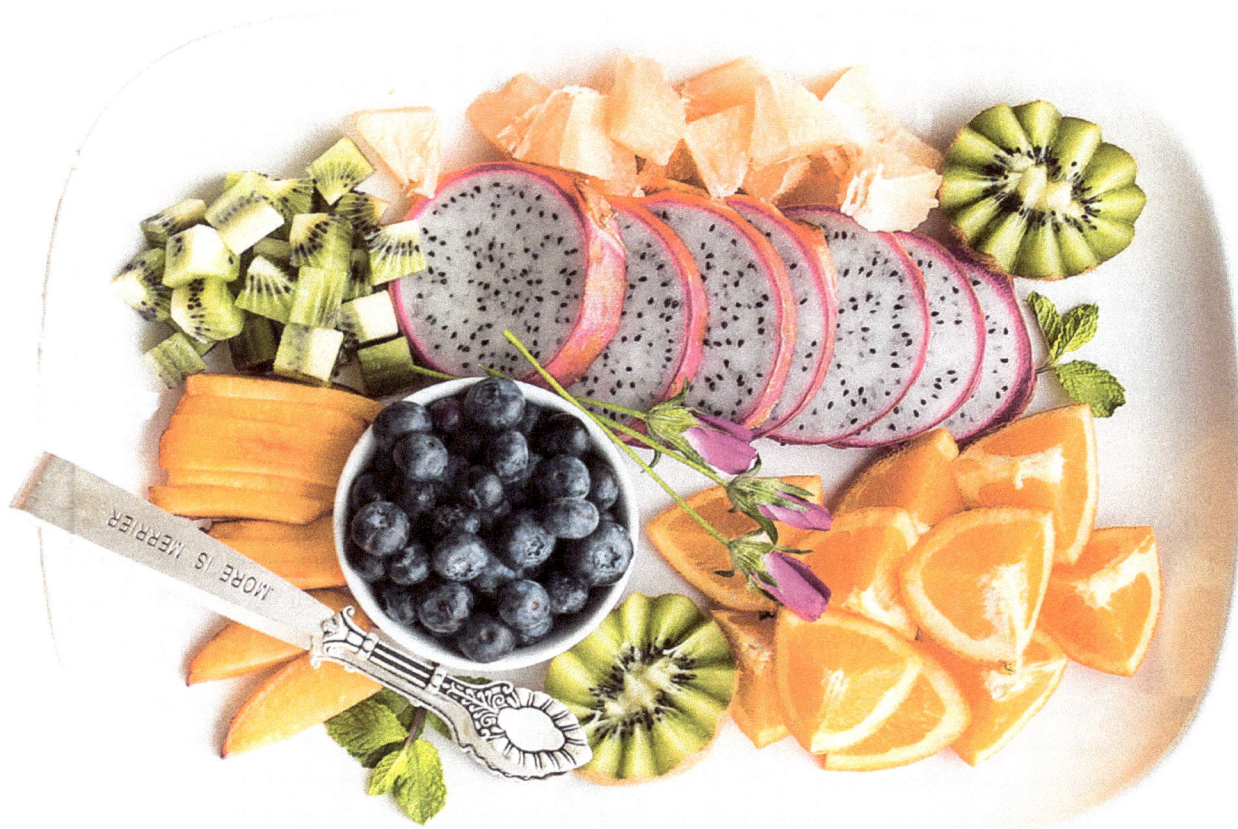

En el futuro, puedes encontrarte con situaciones que pongan a prueba tu dedicación. A continuación encontrarás una tabla que puedes utilizar para superar estos retos.

Escenario	Ejemplos	Qué puedes hacer
Estás de viaje	• El aeropuerto tiene opciones limitadas de tentempiés y tienes hambre • Todas las personas con las que viajas eligen un restaurante que sólo tiene opciones ultraprocesadas	• Lleva tentempiés preparados cuando viajes para evitar quedarte sin opciones. • Mira el menú con antelación para encontrar la mejor opción, y pide salsas y salsas aparte para reducir la cantidad de UPF de ciertos alimentos.
Estás en un restaurante	• Todo lo que hay en el menú está procesado o frito • Todo el mundo a tu alrededor pide algo muy procesado	• Mira el menú con antelación para ver si hay buenas opciones. Si no es así, come algo antes y pide una ración de acompañamiento o una comida más pequeña para evitar comer en exceso UPFs. • Recuerda mantener una actitud positiva y centrarte en ti mismo. Este momento pasará y agradecerás no haber cedido a los antojos.
Estás en tus vacaciones	• Los amigos y la familia te regalan UPF y otras opciones poco saludables. • Las tentaciones están por todas partes y te estresa tomar malas decisiones.	• Comparte estos regalos durante otras fiestas para comer menos de ellos, o incluso regálalos o dónalos a otras personas. • Recuerda permitirte el UPF ocasional para reducir la mentalidad de escasez, y sigue cocinando comidas caseras cuando estés solo.

Disfruta de un nuevo capítulo

De cara al futuro, ten en cuenta estas medidas adicionales que te ayudarán a mantener este nuevo estilo de vida:

Paso Uno	No seas duro contigo mismo si de vez en cuando cometes algún desliz. El progreso sigue siendo progreso por pequeño que sea.
Paso Dos	Invierte en utensilios y electrodomésticos de cocina de buena calidad. Pueden hacer que cocinar desde cero sea más agradable y lleve menos tiempo.
Paso Tres	Prueba a cultivar tus propias verduras. No hay nada más satisfactorio que comer algo que has cultivado tú mismo. ¡La jardinería es un pasatiempo sano y distractor!

Cómo mantener la motivación

Desafío alimentario

Crea una nueva tradición con alimentos más sanos. Organiza una reunión semanal en la que tú y algunos amigos preparen tablas de bocadillos llenas de frutos secos, verduras y quesos ricos en proteínas. Pasa el día recogiendo manzanas con tus hijos y prepara después una tarta casera. Inicia una tradición estival de cultivar fresas. Hagas lo que hagas, crea un ritual en torno a la alimentación sana para hacerla más especial en tu vida y en la de tu familia.

Plantilla de mis objetivos

Puedes utilizar esta plantilla para mantenerte fiel a tus objetivos y dedicarte a un futuro mejor y más brillante. Rellénala para utilizarla como una pequeña caja de herramientas mental a la que puedas volver cuando necesites un recordatorio de por qué estás creando este estilo de vida positivo para ti:

Quiero renunciar a los UPF porque...	

Esto es un reto, ya que...	
Superaré este reto recordándome a mí mismo...	
Mi mayor desencadenante será...	
Pero superaré los desencadenantes...	
Cuando empiezo a perder la esperanza, puedo recordarme a mí mismo...	
Si mantengo mis objetivos, evitaré...	
Pero lo más importante es que conseguiré...	

Conclusión

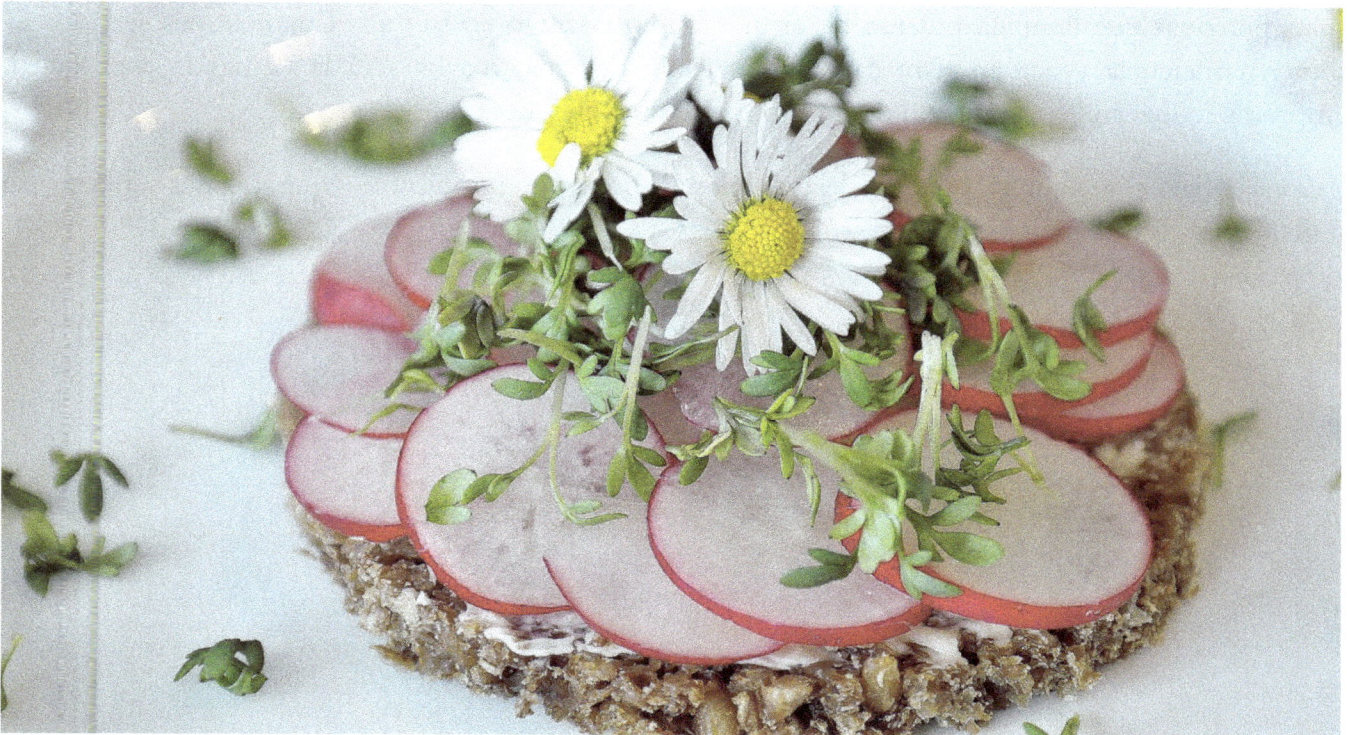

Imagina cómo podría cambiar tu vida si tu dieta fuera diferente. En este momento, ¿cuál sería tu mayor razón para *no* dar este paso? Esperemos que veas, por lo aprendido en este libro, que es posible superar este obstáculo.

Para recapitular las últimas seis semanas, echemos un vistazo a algunas de las lecciones más importantes de cada capítulo:

1. Sé amable contigo mismo: si renunciar a estos alimentos fuera fácil, más gente lo haría.

2. No seas excesivamente autocrítico con los antojos, y tampoco te sientas impotente ante ellos. Eres capaz de fortalecerte y cuidarte.

3. No temas a los UPF. El consumo ocasional está bien. Evita catastrofizar sobre la salud para reducir el pánico ante las elecciones alimentarias.

4. El desafío es inevitable, pero pasará.

5. Progreso, no perfección. Tómatelo día a día.

6. ¡Mantente motivado para trabajar en ello y recuerda que tu salud es una prioridad absoluta!

Mientras tu mente aún está fresca y pensando en los UPF, inicia una conversación en las reseñas de este libro de trabajo y comparte lo que más te haya resonado. Todas las reseñas son leídas y muy apreciadas.

Si te ha resultado útil, ¡las reseñas harán que el libro tenga más probabilidades de ser descubierto por otras personas que también quieran hacer un cambio positivo en su vida! Cuantos más sean los que tomen conciencia y actúen para cambiar su estilo de vida, mayor será la demanda para que las empresas reduzcan la producción de UPF por mejores opciones.

Además, haz clic aquí si quieres descubrir más bonos e imprimibles que puedes utilizar para transformar tu vida a mejor.

¿Puedes ayudarme con esto, por favor?

¡Gracias de nuevo por leer este libro!

Las reseñas marcan la diferencia a la hora de descubrir un libro.

Me encantaría conocer tu opinión con una reseña rápida en Amazon.

Te lo agradezco profundamente y leeré tus reseñas.

Para tu comodidad, los siguientes códigos QR o enlaces te llevan directamente a la página de la reseña en su respectivo mercado de Amazon:

Amazon.es	Amazon.co.uk
Amazon.es/review/create-review?&asin=1917353200	Amazon.co.uk/review/create-review?&asin=1917353200
Amazon.com	Amazon.ca
Amazon.com/review/create-review?&asin=1917353200	Amazon.ca/review/create-review?&asin=1917353200

Apéndice

Quizás te interesen otros libros de la Dra. Sui H. Wong MD FRCP
https://www.drsuiwongmd.com/books

Para recibir alertas sobre futuros libros, registra aquí tu interés, incluidas las ofertas gratuitas durante las promociones

bit.ly/drwongbooks

80

Referencias

Las referencias proporcionadas aquí incluyen una mezcla de artículos científicos y sitios web que proporcionan información valiosa y a los que puedes acceder fácilmente para realizar lecturas adicionales. Ten en cuenta que constantemente se realizan nuevos estudios. Puedes utilizar los recursos aquí expuestos para ayudarte a construir tu base de conocimientos y tomar las riendas de tu viaje hacia la salud.

Asbaghi, O., Bagheri, R., Hojjati Kermani, M. A., Jayedi, A., Lane, M. M., Mohammadi, H., Mehrabani, S., Moradi, S., Suzuki, K. (2021, Diciembre 9). *Ultra-processed food consumption and adult diabetes risk: A systematic review and dose-response meta-analysis.* NIH. https://www.ncbi.nlm.nih.gov/pmc/articles/PMC8705763/

Asensi, M., Dinu, M., Napoletano, A., Sofi, F. (2023, Marzo 22). *Low-grade inflammation and ultra-processed foods consumption: A review.* NIH. https://www.ncbi.nlm.nih.gov/pmc/articles/PMC10058108/

Ashtree, D. N., Dissanayaka, T., Gamage, E., Gauci, S., Jacka, F. N., Lane, M. M., Lotfaliany, M., Marx, W., O'Neil, A., Travica, N. (2022, Julio). *Ultra-processed food consumption and mental health: A systematic review and meta-analysis of observational studies.* NIH. https://www.ncbi.nlm.nih.gov/pmc/articles/PMC9268228/

Barreto, S., Bertazzi Levy, R., Canhada, S. L., Del Carmen Molina, M., Duncan, B. B., Giatti, L., Leite Canhada, S., Luft, V. C., Matos, S. M. A., Schmidt, M. I., Vigo, A. (2023, Febrero 1). *Ultra-processed food consumption and increased risk of metabolic syndrome in adults: The ELSA-Brasil.* NIH. https://pubmed.ncbi.nlm.nih.gov/36516280/

Bjarnadottir, A. (2019, Diciembre 1). *The 18 most addictive foods (and the 17 least addictive).* Healthline. https://www.healthline.com/nutrition/18-most-addictive-foods

Boehmler, W., Gait, P., Kashyap, R., Moore, J., Rambler, R., Rinehart, E., & Schlenker, M. (2022, Septiembre). A review of the association of blue food coloring with attention deficit hyperactivity disorder symptoms in children. NIH. https://www.ncbi.nlm.nih.gov/pmc/articles/PMC9573786/

Breen, M., Gemming, L., James, H., Rangan, A. (2020, Mayo 22). The prevalence of product claims and marketing buzzwords found on health food snack products does not relate to nutrient profile. NIH. https://www.ncbi.nlm.nih.gov/pmc/articles/PMC7284863/

Calcio. (s.f.). *Better Health Channel.* https://www.betterhealth.vic.gov.au/health/healthyliving/calcium

Cáncer: carcinogenicidad del consumo de carne roja y carne procesada. (2015, Octubre 26). World Health Organization. https://www.who.int/news-room/questions-and-answers/item/cancer-carcinogenicity-of-the-consumption-of-red-meat-and-processed-meat

Chang, V. W., Juul, F., Martinez-Steele, E., Monteiro, C. A., Parekh, N. (2022, Enero 1). *Ultra-processed food consumption among US adults from 2001 to 2018.* NYU. https://nyuscholars.nyu.edu/en/publications/ultra-processed-food-consumption-among-us-adults-from-2001-to-201

Clear, J. (s.f.). *Every action you take is a vote for the type of person you wish to become.* James Clear. https://jamesclear.com/quotes/every-action-you-take-is-a-vote-for-the-type-of-person-you-wish-to-become

Cliff, C. (2022, Agosto 24). *How bad is ultra-processed food for the planet?* Soil Association. https://www.soilassociation.org/blogs/2022/august/24/how-bad-is-ultra-processed-food-for-the-planet/

Davis, S. (2023, Junio 28). *Obesity: symptoms, causes, treatment.* WebMD. https://www.webmd.com/obesity/what-obesity-is

Dou, L., Li, X., Lin, S., Wu, D., Yan, W. (2023, Marzo 2). Processed food-sweets patterns and related behaviors with attention deficit hyperactivity disorder among children: A case-control study. NIH. https://pubmed.ncbi.nlm.nih.gov/36904252/

Etiquetado de alimentos y nutrición. (s.f.). U.S. Food & Drug Administration. https://www.fda.gov/food/food-labeling-nutrition

Gager, E. (s.f.). *Finding the hidden sugar in the foods you eat. Johns Hopkins Medicine.* https://www.hopkinsmedicine.org/health/wellness-and-prevention/finding-the-hidden-sugar-in-the-foods-you-eat

Gramza-Michalowska, A. (2020, Agosto 24). *The effects of ultra-processed food consumption—is there any action needed?* NIH. https://www.ncbi.nlm.nih.gov/pmc/articles/PMC7551378/

Gunnars, K. (2023, Mayo 3). *22 High fiber foods you should eat.* Healthline. https://www.healthline.com/nutrition/22-high-fiber-foods

Hatanaka, M. (2019, Agosto 22). *What are the 6 essential nutrients?* Medical News Today. https://www.medicalnewstoday.com/articles/326132

Elección de alimentos sanos para tu familia. (2021, Marzo 4). American Academy of Pediatrics Committee on Nutrition. https://www.healthychildren.org/English/ages-stages/gradeschool/nutrition/Pages/Making-Healthy-Food-Choices.aspx

Hierro. (2023, Junio 15). NIH. https://ods.od.nih.gov/factsheets/Iron-HealthProfessional/

Jacobson., M. & Kobylewski, S. (2012). *Toxicology of food dyes.* NIH. https://pubmed.ncbi.nlm.nih.gov/23026007/

Magnesio. (2023, Marzo). Harvard T.H. Chan. https://www.hsph.harvard.edu/nutritionsource/magnesium/

Manetti, S. (2023, Enero 19). *Vitamins.* Medline Plus. https://medlineplus.gov/ency/article/002399.htm

Meacham, J. (2023, Enero 22). *What to know about emulsifiers in food and personal care products.* Healthline. https://www.healthline.com/health/food-nutrition/what-are-emulsifiers

Meule, A. (2020). *The psychology of food cravings: the role of food deprivation.* NIH. https://www.ncbi.nlm.nih.gov/pmc/articles/PMC7399671/

Mikstas, C. (2022, Noviembre 15). *Foods high in nitrates.* WebMD. https://www.webmd.com/diet/foods-high-in-nitrates

Alimentación consciente. (s.f.). Harvard T.H. Chan. https://www.hsph.harvard.edu/nutritionsource/mindful-eating/

Parker, H. (2010, Marzo 22). *A sweet problem: Princeton researchers find that high-fructose corn syrup prompts considerably more weight gain.* Princeton University. https://www.princeton.edu/news/2010/03/22/sweet-problem-princeton-researchers-find-high-fructose-corn-syrup-prompts

Petre, A. (2023, Julio 20). *What do food cravings mean? Facts and myths, explained.* Healthline. https://www.healthline.com/nutrition/craving-meanings

Pike, A. (2022, Julio 1). *2022 food and health survey spotlight: eating patterns.* Food Insight. https://foodinsight.org/2022-food-and-health-survey-results-a-focus-on-eating-patterns/

Proceso. (s.f.). Merriam-Webster. https://www.merriam-webster.com/dictionary/process

Alimentos procesados y salud. (2023, Agosto). Harvard T.H. Chan. https://www.hsph.harvard.edu/nutritionsource/processed-foods/

Richter, A. (2022, Septiembre 26). *11 reasons why too much sugar is bad for you.* Healthline. https://www.healthline.com/nutrition/too-much-sugar

Shi, Z. (2019, Septiembre 24). *Gut microbiota: an important link between western diet and chronic diseases.* NIH. https://www.ncbi.nlm.nih.gov/pmc/articles/PMC6835660/

Strawbridge, H. (2020, Enero 29). *Artificial sweeteners: sugar-free, but at what cost? Harvard Health.* https://www.health.harvard.edu/blog/artificial-sweeteners-sugar-free-but-at-what-cost-201207165030

Sustitutos del azúcar: Qué probar y qué limitar. (2023, June 13). Cleveland Clinic. https://health.clevelandclinic.org/best-and-worst-sugar-substitutes

Sukol, R. (2019, Septiembre 8). *Coffee whiteners aren't food.* Cleveland Clinic. https://health.clevelandclinic.org/coffee-whiteners-arent-food

El sistema NOVA de clasificación de alimentos. (2018). EduChange. https://ecuphysicians.ecu.edu/wp-content/pv-uploads/sites/78/2021/07/NOVA-Classification-Reference-Sheet.pdf

Villines, Z. (2019, Mayo 29). *What foods contain high fructose corn syrup?* Medical News Today. https://www.medicalnewstoday.com/articles/325315

¿Qué es el síndrome metabólico? (2022, Mayo 18). NIH. https://www.nhlbi.nih.gov/health/metabolic-syndrome

¿Por qué son importantes las proteínas en tu dieta? (s.f.). Piedmont. https://www.piedmont.org/living-real-change/why-is-protein-important-in-your-diet

Referencias de imágenes

Bijutoha. (2016, Diciembre 4). *Dish, plate, meal.* [Imagen]. Pixabay. https://pixabay.com/photos/dish-plate-meal-lunch-healthy-1883501/

Dbreen. (2015, Diciembre 8). *Vegetables, fruits, food.* [Imagen]. Pixabay. https://pixabay.com/photos/vegetables-fruits-food-ingredients-1085063/

Domokus. (2016, Octubre 24). *Fruit, vegetables, market.* [Imagen]. Pixabay. https://pixabay.com/photos/fruit-vegetables-market-nourishment-1761031/

Elasticcomputefarm. (2016, Febrero 19). *Supermarket, stalls, coolers.* [Imagen]. Pixabay. https://pixabay.com/photos/supermarket-stalls-coolers-market-949913/

Flockine. (2017, Agosto 10). *Peach, fruit, peach tree.* [Imagen]. Pixabay. https://pixabay.com/photos/peach-fruit-peach-tree-bio-tree-2632182/

JerzyGorecki. (2016, Agosto 11). *Vegetables, water droplets, fresh.* [Imagen]. Pixabay. https://pixabay.com/photos/vegetables-water-droplets-fresh-1584999/

Mittmac. (2016, Abril 21). *Groceries, fruit, vegan.* [Imagen]. Pixabay. https://pixabay.com/photos/groceries-fruit-vegan-soy-food-1343141/

Oldmermaid. (2016, Febrero 7). *Pasta, fettuccine, fresh pasta.* [Imagen]. Pixabay. https://pixabay.com/photos/pasta-fettuccine-fresh-pasta-1181189/

Pexels. (2016, Noviembre 20). *Agriculture, lemon, fruit.* [Imagen]. Pixabay. https://pixabay.com/photos/agriculture-lemon-fruit-citrus-1846358/

Pexels. (2016, Noviembre 20). *Bowl, breakfast, fruits.* [Imagen]. Pixabay. https://pixabay.com/photos/bowl-breakfast-fruits-healthy-food-1844894/

Publicdomainpictures. (2010, Diciembre 12). *Berries, fruits, 4K wallpaper.* [Imagen]. Pixabay. https://pixabay.com/photos/berries-fruits-food-blackberries-2277/

RitaE. (2017, Abril 10). *Radish, loaf, butter.* [Imagen]. Pixabay. https://pixabay.com/photos/radish-loaf-butter-bread-cress-2217038/

RitaE. (2018, Abril 12). *Vegetable skewer, paprika, tomato.* [Imagen]. Pixabay. https://pixabay.com/photos/vegetable-skewer-paprika-tomato-3317060/

RitaE. (2018, Abril 14). *Onion, red, yellow.* [Imagen]. Pixabay. https://pixabay.com/photos/onion-red-yellow-garlic-food-3322048/

RitaE. (2018, Marzo 8). *Paprika, salad, 4K wallpaper.* [Imagen]. Pixabay. https://pixabay.com/photos/paprika-salad-celery-nuts-food-3212137/

Shirley310. (2013, Agosto 11). *Candies, gummies, sweets.* [Imagen]. Pixabay. https://pixabay.com/photos/candies-gummies-sweets-171342/

Silviarita. (2017, Septiembre 15). *Salad, fruit, berry.* [Imagen]. Pixabay. https://pixabay.com/photos/salad-fruit-berry-healthy-vitamins-2756467/

Silviarita. (2019, Noviembre 7). *Smoothies, juice, vegetable juice.* [Imagen]. Pixabay. https://pixabay.com/photos/smoothies-juice-vegetable-juice-4608349/

Stux. (2013, Octubre 6). *Meal, food, nourishment.* [Imagen]. Pixabay. https://pixabay.com/photos/meal-food-nourishment-feed-logo-191886/

Uroburos. (2015, Marzo 10). *Fruit, southern fruit, whole.* [Imagen]. Pixabay. https://pixabay.com/photos/fruit-southern-fruit-whole-fruit-665621/

www.ingramcontent.com/pod-product-compliance
Lightning Source LLC
Chambersburg PA
CBHW081202020426
42333CB00020B/2600